# CIRCADIAN-DIÄT 2025

## 110 Neue Rezepte für Gewichtsverlust und Stoffwechselgesundheit optimieren die Gesundheit durch das Timing der Mahlzeiten

# KLARLOCK

# HAFTUNGSAUSSCHLUSS

Ziel dieses Buches ist es, nützliches und informatives Material zu den in der Veröffentlichung behandelten Themen bereitzustellen. Der Verkauf erfolgt unter der Voraussetzung, dass der Autor und der Herausgeber keine persönlichen medizinischen, gesundheitlichen oder anderen professionellen Dienstleistungen im Zusammenhang mit dem Buch erbringen. Der Leser sollte seinen Arzt, Gesundheitsdienstleister oder eine andere kompetente Fachkraft konsultieren, bevor er die Vorschläge in diesem Buch übernimmt oder Schlussfolgerungen zieht. Der Autor und der Herausgeber lehnen ausdrücklich jegliche Verantwortung für jegliche Haftung, Verluste oder Risiken persönlicher oder sonstiger Art ab, die sich direkt oder indirekt aus der Nutzung und Anwendung der Inhalte dieses Buches ergeben.

# NOTIZ

Alle Rezepte in diesem Buch sind für vier Personen konzipiert. Bei dieser Menge müssen die in den Rezepten angegebenen Zutaten berücksichtigt werden. Wenn Sie die Portion ändern müssen, empfiehlt es sich, die Dosierung der Zutaten proportional anzupassen. Wenn wir im Zusammenhang mit diesem Buch von „einer Tasse" als Maßeinheit für Zutaten sprechen, meinen wir die Verwendung einer handelsüblichen Küchentasse mit einem Fassungsvermögen von etwa 240 Millilitern. Um die richtigen Mengen an Zutaten zu erhalten, ist es wichtig, einen Messbecher zu verwenden. Wenn Sie keinen Messbecher haben, können Sie einen Messbecher mit Skala verwenden und dabei darauf achten, dass die angegebenen Proportionen korrekt eingehalten werden. Hier sind einige Beispiele: 1 Tasse Mehl 100 gr. 1 Tasse Reis 200 gr. 1 Tasse Quinoa 200 gr

## VORSPEISEN AUF FISCHBASIS



## VEGETARISCHE VORSPEISEN

# LEICHTE UND SCHNELLE STARTER



# EXOTISCHE UND INNOVATIVE VORSPEISEN



# TRADITIONELLE VORSPEISEN ÜBERARBEITET

# VORSPEISE MIT VOLLSTÄNDIGEM GETREIDE



# LECKERE VORSPEISEN MIT FRÜCHTEN

## GERICHTE MIT FISCH



## GERICHTE AUF TOFU- ODER SEITAN-BASIS

# EXOTISCHE UND KREATIVE GERICHTE



# KALTE UND SOMMERLICHE GERICHTE



# TRADITIONELLE GERICHTE NEU INTERPRETIERT

# LECKERE GERICHTE MIT OBST



# REZEPTE ZWEITEN GÄNGE

## GERICHTE AUF FISCHBASIS

# GERICHTE AUF DER BASIS VON GEFLÜGEL ODER WEISSEM FLEISCH



# GERICHTE AUF BASIS VON TOFU ODER SEITAN

# MAGERE ROTE FLEISCHGERICHTE



# GERICHTE AUF EIBASIS

# EINFÜHRUNG IN DIE CIRCADIAN DIÄT

Die zirkadiane Ernährung synchronisiert Wohlbefinden mit natürlichen Rhythmen. Ernährung ist eines der entscheidenden Elemente, die unsere Gesundheit und unser Wohlbefinden beeinflussen. Wissenschaftliche Forschungen zeigen immer wieder, wie wichtig nicht nur das ist, was wir essen, sondern auch, wann wir essen. Ein innovativer und zunehmend anerkannter Ernährungsansatz ist die Circadian-Diät, eine Methode, die auf der Synchronisierung der Ernährung mit den natürlichen biologischen Rhythmen des Körpers basiert. Biologische Rhythmen verstehen Unser Körper folgt einem inneren zirkadianen Rhythmus, der von der biologischen Uhr reguliert wird und verschiedene physiologische Aspekte beeinflusst, darunter Schlaf, Verdauung, Stoffwechsel und sogar die Stimmung.

Diese Rhythmen stehen im Einklang mit dem natürlichen Zyklus des Sonnenlichts, und die zirkadiane Ernährung konzentriert sich darauf, wie man diese Zyklen optimal nutzt, um die Gesundheit zu optimieren. Die Bedeutung der Essenszeiten Eine der Grundpfeiler der zirkadianen Ernährung sind die Essenszeiten. Es kommt nicht nur darauf an, was wir essen, sondern auch darauf, wann wir es essen. Dieser Ernährungsansatz schlägt vor, den Verzehr nährstoffreicherer Lebensmittel auf den Tag zu konzentrieren, wenn der Stoffwechsel aktiver ist, und die Aufnahme schwerer Lebensmittel am Abend zu reduzieren, wenn sich der Körper auf die Ruhe vorbereitet. Grundprinzipien der zirkadianen Ernährung Die zirkadiane Ernährung fördert eine große Vielfalt an natürlichen, unverarbeiteten Lebensmitteln und fördert den Verzehr von Obst, Gemüse, Vollkornprodukten, magerem Eiweiß und gesunden Fetten.

Es unterstreicht auch, wie wichtig es ist, den Verzehr von Lebensmitteln mit hohem Zuckerzusatz, gesättigten Fetten und stark verarbeiteten Lebensmitteln zu reduzieren, die den natürlichen Rhythmus des Körpers stören können. Die positiven Auswirkungen der zirkadianen Ernährung auf Gesundheit und Wohlbefinden könnten zu zahlreichen gesundheitlichen Vorteilen führen. Wissenschaftliche Studien legen nahe, dass die Synchronisierung der Ernährung mit dem Tagesrhythmus den Stoffwechsel verbessern, die Gewichtsabnahme fördern, das Energieniveau steigern und die Schlafqualität verbessern kann. Darüber hinaus kann es auch positive Auswirkungen auf das Immunsystem und die kognitiven Funktionen haben. Ihre Reise mit der zirkadianen Ernährung Dieses Buch soll ein praktischer und umfassender Leitfaden für diejenigen sein, die die zirkadiane Ernährung erkunden möchten.

Anhand köstlicher und nahrhafter Rezepte, ausgewogener Ernährungspläne und praktischer Ratschläge nehme ich Sie mit auf eine Reise, um besser zu verstehen, wie die Ernährung an die natürlichen Rhythmen Ihres Körpers angepasst werden kann. Fazit: Die zirkadiane Diät stellt eine Weiterentwicklung des Ernährungsansatzes dar und fordert uns dazu auf, nicht nur darüber nachzudenken, was wir essen, sondern auch, wann wir es tun. Dieses Buch soll praktische Werkzeuge und fundiertes Wissen bieten, die Ihnen dabei helfen, die Vorteile dieses Ansatzes voll auszuschöpfen und Sie zu einem besseren Gleichgewicht und optimalem Wohlbefinden zu führen.

# DIE GESCHICHTE DER CIRCADIAN DIÄT

Die Geschichte der zirkadianen Ernährung lässt sich bis in die Mitte des 20. Jahrhunderts zurückverfolgen, als Forscher begannen, den zirkadianen Rhythmus des menschlichen Körpers zu untersuchen. Der zirkadiane Rhythmus ist ein 24-Stunden-Zyklus, der viele Prozesse im Körper reguliert, darunter Schlaf, Verdauung, Stoffwechsel und Körpertemperatur. 1971 entdeckten Wissenschaftler, dass Licht den Tagesrhythmus reguliert. Diese Entdeckung hat zur Entwicklung lichtbasierter Therapien zur Behandlung von zirkadianen Rhythmusstörungen wie Jetlag und Schichtarbeitsstörungen geführt.

In den 1990er Jahren begannen Forscher, den Einfluss der Ernährung auf den zirkadianen Rhythmus zu untersuchen. Sie fanden heraus, dass eine Ernährung im Einklang mit dem Tagesrhythmus zur

Verbesserung von Gesundheit und Wohlbefinden beitragen kann. Im Jahr 2012 veröffentlichte Dr. Satchin Panda, ein Forscher am Salk Institute in San Diego, einen Artikel in der Zeitschrift Science, der dazu beitrug, die zirkadiane Ernährung zu verbessern. In diesem Artikel zeigte Dr. Panda, dass der Verzehr großer Mahlzeiten am Abend den Schlaf beeinträchtigen und das Risiko für Fettleibigkeit und chronische Krankheiten erhöhen kann. Seitdem hat die Forschung zur zirkadianen Ernährung rasant zugenommen. Studien haben gezeigt, dass die zirkadiane Ernährung eine Reihe von gesundheitlichen Vorteilen bieten kann, darunter: verbesserter Schlaf, geringeres Risiko für Fettleibigkeit, geringeres Risiko für chronische Krankheiten wie Typ-2-Diabetes, Herzerkrankungen und Krebs, Verbesserung der kognitiven Funktion, die zirkadiane Ernährung ist ein relativ neuer Ernährungsansatz, aber es handelt sich um ein schnell wachsendes Forschungsgebiet.

# WAS IST DIE CIRCADIAN DIÄT

Die zirkadiane Ernährung ist ein Ernährungsplan, der sich am zirkadianen Rhythmus des menschlichen Körpers orientiert. Der zirkadiane Rhythmus ist ein 24-Stunden-Zyklus, der viele Prozesse im Körper reguliert, darunter Schlaf, Verdauung, Stoffwechsel und Körpertemperatur. Die zirkadiane Ernährung legt nahe, dass eine Ernährung im Einklang mit dem zirkadianen Rhythmus zur Verbesserung von Gesundheit und Wohlbefinden beitragen kann. Beispielsweise kann der Verzehr großer Mahlzeiten am Abend den Schlaf beeinträchtigen und das Risiko für Fettleibigkeit und chronische Krankheiten erhöhen. Grundprinzipien der zirkadianen Ernährung Zu den Grundprinzipien der zirkadianen Ernährung gehören:

Vermeiden Sie es, abends große Mahlzeiten zu sich zu nehmen.

Konzentrieren Sie sich auf Lebensmittel, die reich an Nährstoffen und Antioxidantien sind. Vermeiden Sie verarbeitete Lebensmittel, zugesetzten Zucker und Koffein.

Die zirkadiane Ernährung schlägt vor, sich auf Lebensmittel zu konzentrieren, die reich an Nährstoffen und Antioxidantien sind, darunter: Obst und Gemüse, Hülsenfrüchte, Vollkornprodukte

Fisch, Huhn, Nüsse und Samen. Die zirkadiane Ernährung ist ein vielversprechender Ernährungsansatz, der zur Verbesserung von Gesundheit und Wohlbefinden beitragen kann. Hier sind einige der spezifischen Vorteile der zirkadianen Ernährung:

Besserer Schlaf: Der Verzehr großer Mahlzeiten am Abend kann die Produktion von Melatonin beeinträchtigen, einem Hormon, das zur Regulierung des Schlafes beiträgt. Die zirkadiane Ernährung, die empfiehlt, über den Tag verteilt kleinere, häufigere Mahlzeiten zu sich zu nehmen und abends auf große Mahlzeiten zu verzichten, kann dazu beitragen, die Qualität Ihres Schlafes zu verbessern. Reduziertes Risiko für Fettleibigkeit: Der Verzehr großer Mahlzeiten am Abend kann die Kalorienaufnahme erhöhen und die Fettspeicherung fördern. Die zirkadiane Ernährung, die empfiehlt, über den Tag verteilt kleinere, häufigere Mahlzeiten zu sich zu nehmen und abends große Mahlzeiten zu vermeiden, kann dazu beitragen, das Risiko von Fettleibigkeit zu verringern. Reduziertes Risiko chronischer Krankheiten: Der Verzehr großer Mahlzeiten am Abend kann Entzündungen verstärken, die einen Risikofaktor für viele chronische Krankheiten darstellen.

# DIE VORTEILE DER CIRCADIAN DIÄT

Untersuchungen legen nahe, dass die zirkadiane Ernährung eine Reihe von gesundheitlichen Vorteilen bieten kann, darunter:

Verbesserter Schlaf

Reduziertes Risiko für Fettleibigkeit

Reduziertes Risiko für chronische Krankheiten wie Typ-2-Diabetes, Herzerkrankungen und Krebs

Verbesserte kognitive Funktion

Verbesserter Schlaf

Der zirkadiane Rhythmus reguliert den Schlaf-Wach-Rhythmus. Eine Ernährung im Einklang mit Ihrem Tagesrhythmus kann dazu beitragen, die Qualität Ihres Schlafes zu verbessern. Beispielsweise kann der Verzehr großer Mahlzeiten am Abend die

Produktion von Melatonin beeinträchtigen, einem Hormon, das bei der Regulierung des Schlafes hilft. Reduziertes Risiko für Fettleibigkeit

Fettleibigkeit ist ein wachsendes Problem der öffentlichen Gesundheit. Untersuchungen legen nahe, dass die zirkadiane Ernährung dazu beitragen kann, das Risiko von Fettleibigkeit zu verringern. Beispielsweise kann der Verzehr großer Mahlzeiten am Abend die Kalorienaufnahme steigern und die Fettspeicherung fördern.

## Reduziertes Risiko chronischer Krankheiten

Chronische Krankheiten wie Typ-2-Diabetes, Herzerkrankungen und Krebs sind weltweit die häufigsten Todesursachen. Untersuchungen legen nahe, dass die zirkadiane Ernährung dazu beitragen kann, das Risiko dieser Krankheiten zu verringern. Beispielsweise kann der Verzehr großer Mahlzeiten am Abend Entzündungen verstärken, die einen Risikofaktor für viele chronische Krankheiten darstellen.

## Verbesserte kognitive Funktion

Kognitive Funktionen wie Gedächtnis und Aufmerksamkeit nehmen mit zunehmendem Alter ab. Untersuchungen legen nahe, dass die zirkadiane Ernährung zur Verbesserung der kognitiven Funktion beitragen kann. Beispielsweise kann der Verzehr großer Mahlzeiten am Abend die Produktion freier Radikale erhöhen, die die Gehirnzellen schädigen können. So befolgen Sie die zirkadiane Ernährung Hier sind einige Tipps zur Einhaltung der zirkadianen Ernährung: Essen Sie über den Tag verteilt kleinere, häufigere Mahlzeiten. Vermeiden Sie es, abends große Mahlzeiten zu sich zu nehmen. Konzentrieren Sie sich auf Lebensmittel, die reich an Nährstoffen und Antioxidantien sind. Vermeiden Sie verarbeitete Lebensmittel, zugesetzten Zucker und Koffein. Es ist wichtig, eine Balance zu finden, die zu Ihnen und Ihrem Lebensstil passt. Wenn Sie Fragen oder Bedenken haben, sprechen Sie mit Ihrem Arzt oder einem Ernährungsberater.

# GEWICHTSVERLUST

Die zirkadiane Diät kann beim Abnehmen hilfreich sein. Indem Sie sich darauf konzentrieren, tagsüber größere Mahlzeiten zu sich zu nehmen und abends weniger zu sich zu nehmen, können Sie Ihren Stoffwechsel ankurbeln und Ihre Energie besser verwalten. Darüber hinaus kann die Reduzierung des Verzehrs von kalorienreichen Lebensmitteln und zugesetztem Zucker für die Gewichtskontrolle von Vorteil sein. Zirkadiane Diät für die Herzgesundheit: Die zirkadiane Diät kann die Herzgesundheit durch Gewichtskontrolle unterstützen. Die Reduzierung der Aufnahme von Lebensmitteln mit hohem Gehalt an gesättigten Fetten und zugesetztem Zucker kann dazu beitragen, das Risiko von Herzerkrankungen zu verringern. Andere spezifische Anwendungen: Stoffwechselregulierung: Die Anpassung Ihrer Ernährung an den Tagesrhythmus kann zur Regulierung Ihres Stoffwechsels beitragen und so den Energiehaushalt und das Gewichtsmanagement unterstützen. Verbesserter Schlaf und Ruhe: Eine gut strukturierte zirkadiane Ernährung kann einen besseren Schlaf fördern. da es schwere Mahlzeiten vor dem Schlafengehen vermeidet und dabei helfen kann, den Schlaf-Wach-Rhythmus zu regulieren. Verbesserte Energie und Aufmerksamkeit: Die Synchronisierung der Ernährung mit dem Tagesrhythmus kann den ganzen Tag über ein stabileres Energieniveau unterstützen und so eine höhere Konzentration und Aufmerksamkeit fördern. Umgang mit Diabetes und Stoffwechselgesundheit: Die Anpassung Ihrer zirkadianen Ernährung kann bei der Behandlung von Diabetes und der Stoffwechselgesundheit hilfreich sein, da die Ausgewogenheit Ihrer Mahlzeiten über den Tag verteilt den Blutzucker- und Insulinspiegel positiv beeinflussen kann. Die Anpassung Ihrer zirkadianen Ernährung an bestimmte Ziele kann von Vorteil sein.

# RHYTHMUS-GRUNDLAGEN

Der circadiane Rhythmus stellt einen biologischen Zyklus von etwa 24 Stunden dar, der verschiedene physiologische Prozesse im menschlichen Körper und in vielen anderen lebenden Organismen reguliert. Diese Zyklen werden hauptsächlich durch Schwankungen des Sonnenlichts während des Tages und der Dunkelheit während der Nacht beeinflusst. Zu den Grundlagen des zirkadianen Rhythmus gehören: Innere biologische Uhr: Jeder Mensch verfügt über eine innere biologische Uhr, die sich hauptsächlich im Hypothalamus befindet und den zirkadianen Rhythmus reguliert. Diese biologische Uhr wird durch äußere Signale wie Sonnenlicht beeinflusst, die dem Körper mitteilen, wann es Tag und wann Nacht ist. Regulierung physiologischer Prozesse: Zirkadiane Rhythmen beeinflussen ein breites Spektrum physiologischer Prozesse, einschließlich des Schlaf-Wach-Rhythmus.

Stoffwechsel, Verdauung, Körpertemperatur, Blutdruck und Hormonsekretion. Synchronisation mit Licht und Dunkelheit: Sonnenlicht ist das wichtigste Umweltsignal, das den Tagesrhythmus beeinflusst. Tageslicht stimuliert den Körper, signalisiert den Beginn des Tages und aktiviert verschiedene biologische Prozesse, während die Dunkelheit in der Nacht dem Körper signalisiert, sich auf die Ruhe vorzubereiten. Auswirkungen auf Gesundheit und Wohlbefinden: Die Synchronisierung der zirkadianen Rhythmen ist entscheidend für die allgemeine Gesundheit und das Wohlbefinden. Eine Veränderung des zirkadianen Rhythmus kann sich negativ auf die Schlafqualität, den Stoffwechsel, die Stimmung und die Konzentration auswirken und mit gesundheitlichen Problemen wie Schlafstörungen, Fettleibigkeit, Stoffwechselstörungen und anderen Erkrankungen verbunden sein. Anpassungsfähigkeit und individuelle Variationen:

Der zirkadiane Rhythmus kann von Person zu Person variieren, wobei manche Menschen sich als „Frühaufsteher" und andere als „Nachteulen" bezeichnen. Manche Menschen sind möglicherweise besser an bestimmte Schlaf- und Wachzeiten angepasst als andere. Rolle von Ernährung und Bewegung: Ernährung und Bewegung können auch den zirkadianen Rhythmus beeinflussen. Eine auf den Tagesrhythmus abgestimmte Ernährung und Bewegung kann die Synchronisation des Körpers unterstützen und das allgemeine Wohlbefinden verbessern. Das Verstehen und Respektieren des zirkadianen Rhythmus kann dazu beitragen, Gesundheit, Energie und tägliche Produktivität zu optimieren, und bietet hilfreiche Orientierungshilfen für die Planung täglicher Aktivitäten, einschließlich Schlaf, Mahlzeiten und körperlicher Aktivität.

# FRÜHSTÜCKS- UND ABENDESSENZEITEN

Die optimalen Zeiten für Frühstück, Mittag- und Abendessen können je nach individuellem Lebensstil und persönlichen Verpflichtungen variieren, aber hier ist ein allgemeiner Leitfaden für diese Mahlzeiten: Frühstück: Es ist am besten, innerhalb von ein oder zwei Stunden nach dem Aufwachen zu frühstücken. Ein nahrhaftes, ausgewogenes Frühstück am frühen Morgen kann dabei helfen, Energie für den Start in den Tag zu liefern und den Stoffwechsel anzukurbeln. Mittagessen: Das Mittagessen sollte mittags, gegen Mittag oder kurz danach eingenommen werden. Diese Mahlzeit sollte die größte des Tages sein und eine Vielzahl von Nährstoffen enthalten, um Energie für den Rest des Tages zu liefern. Abendessen: Es wird empfohlen, das Abendessen in den frühen Abendstunden einzunehmen, vorzugsweise mindestens drei Stunden vor dem Schlafengehen.

Das Abendessen sollte leicht sein und hauptsächlich aus leicht verdaulichen Nahrungsmitteln bestehen, um den Schlaf nicht zu stören und die nächtliche Verdauung nicht zu beeinträchtigen. Idealerweise sollten diese Mahlzeiten so verteilt werden, dass sie den natürlichen zirkadianen Rhythmus des Körpers unterstützen, indem größere Mahlzeiten am Tag bevorzugt werden, wenn der Stoffwechsel am aktivsten ist, und die Nahrungsaufnahme am Abend und in der Nacht reduziert wird. Es ist jedoch wichtig, diese Zeiten an Ihre persönlichen Bedürfnisse anzupassen und dabei berufliche und familiäre Verpflichtungen sowie individuelle Vorlieben zu berücksichtigen. Die Einhaltung einer regelmäßigen Essensroutine kann hilfreich sein, um Ihre Ernährung mit den natürlichen Rhythmen Ihres Körpers in Einklang zu bringen.

# KÖRPERLICHE BEWEGUNG

Körperliche Aktivität spielt im Zusammenhang mit dem zirkadianen Rhythmus eine entscheidende Rolle und beeinflusst Schlaf, Stoffwechsel und die allgemeine Gesundheit. Hier sind einige Vorteile und Tipps im Zusammenhang mit körperlicher Aktivität im zirkadianen Rhythmus: Vorteile körperlicher Aktivität im zirkadianen Kontext: 1. Schlafregulierung: Regelmäßige körperliche Aktivität, insbesondere tagsüber, kann die Schlafqualität in der Nacht verbessern und dazu beitragen, a tieferer und erholsamerer Schlaf. 2. Synchronisierung des zirkadianen Rhythmus: Den ganzen Tag über Sport zu treiben, kann dabei helfen, die innere Uhr Ihres Körpers zu synchronisieren und so zu einer besseren Ausrichtung des zirkadianen Rhythmus beizutragen. 3. Stoffwechsel und Gewichtskontrolle: Körperliche Aktivität kann den Stoffwechsel tagsüber unterstützen und so zur Gewichtskontrolle und zum Energiehaushalt beitragen. 4. Verbesserte

Stimmung und psychische Gesundheit:
Regelmäßige Bewegung kann die Produktion
von Endorphinen fördern, die Stimmung
verbessern, Stress reduzieren und so zum
allgemeinen Wohlbefinden beitragen.
Trainingsplan: 1. Morgengymnastik:
Training am Morgen kann von Vorteil sein,
da es das Energieniveau für den ganzen Tag
steigern, die Konzentration fördern und
einen regelmäßigen Schlaf in der Nacht
fördern kann. 2. Moderates Training am
frühen Nachmittag: Moderate körperliche
Aktivität am frühen Nachmittag kann helfen,
dem natürlichen Energieverlust am frühen
Nachmittag entgegenzuwirken. 3. Vermeiden
Sie Trainingseinheiten zu kurz vor dem
Abend: Vermeiden Sie intensive
Trainingseinheiten in den Abendstunden, da
diese den Körper überstimulieren und den
Schlaf beeinträchtigen könnten. Tipps für
ein zirkadianes Fitnessprogramm: 1.
Konstanz: Versuchen Sie, eine regelmäßige
Routine körperlicher Aktivität
aufrechtzuerhalten und versuchen Sie, jeden
Tag mehr oder weniger zur gleichen Zeit zu

trainieren. 2. Variation: Der Wechsel zwischen Übungen mittlerer Intensität und intensiverem Training kann dazu beitragen, das Interesse aufrechtzuerhalten und eine vielfältige körperliche Stimulation zu bieten. 3. Auf den Körper hören: Respektieren Sie die Signale Ihres Körpers. Wenn Sie sich erschöpft oder zu müde fühlen, ist es möglicherweise an der Zeit, eine Pause einzulegen oder die Intensität Ihres Trainings zu reduzieren. 4. Flüssigkeitszufuhr und Ernährung: Stellen Sie sicher, dass Sie ausreichend Wasser trinken und sich ausgewogen ernähren, um Energie und Erholung nach dem Training zu unterstützen. Die Integration körperlicher Aktivität im Einklang mit dem Tagesrhythmus kann zu erheblichen Vorteilen für die allgemeine Gesundheit und das Wohlbefinden führen.

# HÄUFIGE HERAUSFORDERUNGEN DER CIRCADIAN DIÄT UND WIE MAN SIE ÜBERWINDEN KANN

Die zirkadiane Ernährung wirkt sich zwar positiv auf Gesundheit und Wohlbefinden aus, kann jedoch bei ihrer Umsetzung einige Herausforderungen mit sich bringen.

## 1. Essgewohnheiten ändern:

Es kann Zeit und Mühe kosten, Ihre Essgewohnheiten an Ihren Tagesrhythmus anzupassen. Es kann schwierig sein, auf gewohnte Speisen und Getränke zu verzichten, insbesondere wenn diese abends oder spät in der Nacht eingenommen werden. So überwinden Sie es: Beginnen Sie schrittweise: Stellen Sie Ihre Ernährung nicht auf einen Schlag komplett um. Führen Sie die Änderungen schrittweise ein und beginnen Sie mit kleinen Änderungen wie einem größeren Frühstück oder einem leichteren Abendessen.

**Finden Sie gesunde Alternativen:** Ersetzen Sie ungesunde Lebensmittel und Getränke durch nährstoffreichere, zirkadianfreundliche Alternativen. Statt süßer Snacks am Abend entscheiden Sie sich beispielsweise für frisches Obst oder griechischen Joghurt. **Mahlzeiten planen:** Wenn Sie Mahlzeiten im Voraus planen, können Sie gesündere Entscheidungen treffen und nicht der Versuchung nachgeben, wenn Sie hungrig sind.

**Zu Hause kochen:** Wenn Sie zu Hause kochen, können Sie die Zutaten kontrollieren und gesündere Mahlzeiten zubereiten, die Ihrem Tagesrhythmus entsprechen.

## 2. Schlafprobleme:

Die zirkadiane Ernährung zielt darauf ab, die Mahlzeiten mit Ihrem natürlichen zirkadianen Rhythmus zu synchronisieren, zu dem auch der Schlaf gehört. Wenn Sie bereits unter Schlafproblemen leiden, kann eine zeitliche Verschiebung Ihrer Mahlzeiten die Situation zunächst verschlimmern.

So überwinden Sie es: Richten Sie eine Schlafroutine ein: Versuchen Sie, jeden Tag, auch am Wochenende, zur gleichen Zeit ins Bett zu gehen und aufzustehen. Dies wird Ihnen dabei helfen, Ihre innere Uhr zu regulieren. Schaffen Sie eine schlaffreundliche Umgebung: Sorgen Sie dafür, dass Ihr Schlafzimmer dunkel, ruhig und kühl ist. Vermeiden Sie die Verwendung elektronischer Geräte vor dem Schlafengehen, da das ausgestrahlte blaue Licht die Produktion von Melatonin, dem Schlafhormon, beeinträchtigen kann. Üben Sie Entspannungstechniken: Aktivitäten wie Yoga, Meditation oder tiefes Atmen können Ihnen helfen, sich vor dem Schlafengehen zu entspannen. Vermeiden Sie abends Koffein und Alkohol: Diese Stoffe können den Schlaf beeinträchtigen. 3. Flexibilität und Anpassung: Der Alltag kann mit unerwarteten Ereignissen einhergehen, die es schwierig machen, die zirkadiane Ernährung strikt einzuhalten. Möglicherweise müssen Sie sich auf Arbeitsverpflichtungen, Reisen oder gesellschaftliche Ereignisse einstellen, die es erfordern, dass Sie außerhalb der Geschäftszeiten essen oder Lebensmittel zu sich nehmen, die nicht für Ihre Ernährung geeignet sind.

So überwinden Sie es:

Planen Sie im Voraus: Wenn Sie wissen, dass Sie außerhalb der Geschäftszeiten essen müssen, versuchen Sie, im Voraus zu planen und gesündere Optionen auf der Speisekarte auszuwählen. Bringen Sie gesunde Snacks mit: Wenn Sie die Möglichkeit haben, bringen Sie gesunde Snacks wie Obst, Gemüse oder Nüsse mit, um zu vermeiden, dass Sie bei Hunger auf ungesunde Lebensmittel zurückgreifen müssen. Seien Sie sanft zu sich selbst: Lassen Sie sich nicht entmutigen, wenn Sie Ihre Ernährung manchmal nicht perfekt einhalten können. Denken Sie daran, dass es wichtig ist, Ihr Bestes zu geben und dass jeder kleine Fortschritt ein Schritt in die richtige Richtung ist.

# SCHLUSSFOLGERUNGEN UND NÄCHSTE SCHRITTE FÜR DIE CIRCADIAN DIÄT

Die zirkadiane Ernährung bietet einen ganzheitlichen Ansatz für Gesundheit und Wohlbefinden, indem sie unsere Mahlzeiten an den natürlichen Rhythmus des Körpers anpasst, um Energie, Schlaf, Gewichtsverlust und die allgemeine Gesundheit zu optimieren. Auch wenn die Umsetzung Herausforderungen mit sich bringen kann, können die langfristigen Vorteile erheblich sein. Zusammenfassung der wichtigsten Punkte: Stimmen Sie Ihre Mahlzeiten auf Ihren Tagesrhythmus ab: Nehmen Sie den Großteil Ihrer Nahrung tagsüber zu sich, wenn der Spiegel der fettverbrennenden Hormone am höchsten ist, und nehmen Sie ein leichtes Abendessen zu sich.

Wählen Sie gesunde und nahrhafte Lebensmittel: Geben Sie Obst, Gemüse, Vollkornprodukten, magerem Eiweiß und gesunden Fetten den Vorrang.

Vermeiden Sie ungesunde Lebensmittel: Begrenzen Sie zuckerhaltige, fetthaltige, verarbeitete Lebensmittel, Koffein und Alkohol, insbesondere abends. Fördern Sie einen erholsamen Schlaf: Richten Sie eine regelmäßige Schlafroutine ein, schaffen Sie eine schlaffreundliche Umgebung und üben Sie Entspannungstechniken. Stress bewältigen: Finden Sie gesunde Wege, mit Stress umzugehen, wie zum Beispiel Yoga, Meditation oder Zeit in der Natur verbringen. Seien Sie flexibel und anpassungsfähig: Planen Sie Mahlzeiten außerhalb der Geschäftszeiten im Voraus, bringen Sie gesunde Snacks mit und lassen Sie sich nicht von gelegentlichen Ausrutschern entmutigen. Suchen Sie soziale Unterstützung: Sprechen Sie mit Freunden und Familie, schließen Sie sich einer Selbsthilfegruppe an oder finden Sie einen Mentor, um die Motivation zu steigern. Nächste Schritte: Recherchieren Sie: Vertiefen Sie Ihr Wissen über die zirkadiane Ernährung, indem Sie seriöse Bücher,

Artikel und Websites lesen. Konsultieren Sie einen Arzt oder Ernährungsberater: Ein Gespräch mit einer medizinischen Fachkraft kann Ihnen dabei helfen, zu beurteilen, ob die zirkadiane Ernährung für Sie geeignet ist, und einen individuellen Plan zu entwickeln. Beginnen Sie schrittweise: Stellen Sie Ihre Ernährung nicht auf einen Schlag komplett um. Führen Sie Änderungen schrittweise ein und beginnen Sie mit kleinen Änderungen. Hören Sie auf Ihren Körper: Achten Sie darauf, wie Sie sich fühlen und passen Sie Ihre Ernährung und Gewohnheiten individuell an Ihre Bedürfnisse an. Seien Sie geduldig und beharrlich: Die zirkadiane Ernährung ist eine langfristige Reise. Lassen Sie sich nicht entmutigen, wenn Sie keine sofortigen Ergebnisse sehen. Geben Sie weiterhin Ihr Bestes und Sie werden mit der Zeit die Vorteile sehen. Denken Sie daran, dass die zirkadiane Ernährung eine Möglichkeit ist, auf sich selbst zu achten und Ihre Gesundheit und Ihr Wohlbefinden zu verbessern.

# REZEPTE FÜR VORSPEISEN

## SALAT AUS QUINOA UND FRISCHES GEMÜSE

**Zubereitungszeit: 15 Minuten**

**Kochzeit: 15 Minuten**

**Dosierungen für 4 Personen**

**Zutaten**

**Quinoa: 200g**

**Kirschtomaten: 200g**

**Gurken: 150g**

**Paprika: 150g**

**Schwarze Oliven: 50g**

**Grüne Oliven: 50g**

**Nach Geschmack würzen**

**(Öl, Essig, Salz, Pfeffer): nach Geschmack**

Vorbereitung:

**Kochen Sie den Quinoa wie auf der Packung
angegeben. Abkühlen lassen. Kirschtomaten,
Gurken und Paprika in Würfel schneiden.
Das gehackte Gemüse mit der abgekühlten
Quinoa vermischen. Fügen Sie die schwarzen
und grünen Oliven hinzu. Mit Öl, Essig, Salz
und Pfeffer abschmecken. Gut vermischen
und frisch servieren.**

# ZUCCHINI-CARPACCIO MIT AVOCADO SAUCE

**Zubereitungszeit: 10 Minuten**

**Kochzeiten: Keine**

**Dosierungen für 4 Personen**

**Zutaten**

**Zucchini: 300g Avocado: 150g**

**Zitronensaft: 1 Zitrone**

**Extra natives Olivenöl: 30g**

**Salz und Pfeffer nach Geschmack**

**Vorbereitung:**

**Die Zucchini in dünne Scheiben schneiden (Sie können eine Mandoline verwenden). Die Avocado mit Zitronensaft, Öl, Salz und Pfeffer verrühren, bis eine cremige Sauce entsteht. Die Zucchinischeiben auf einem Servierteller anrichten. Die Avocadosauce über die Zucchini gießen. Als frische und leichte Vorspeise servieren.**

# TOMATEN-GURKEN-GAZPACHO

**Zubereitungszeit: 15 Minuten**

**Kochzeiten: Keine**

**Dosierungen für 4 Personen**

**Zutaten**

**Reife Tomaten: 500g**

**Gurken: 300g**

**Rote Paprika: 100g**

**Rote Zwiebel: 50g**

**Knoblauch: 1 Zehe**

**Rotweinessig: 30 ml**

**Extra natives Olivenöl: 50 ml**

**Salz und Pfeffer nach Geschmack**

**Vorbereitung:**

Tomaten, Gurken, Paprika, Zwiebeln und Knoblauch grob hacken. Alle Zutaten (Tomaten, Gurken, Paprika, Zwiebeln, Knoblauch) vermischen, bis eine glatte Masse entsteht. Nach Geschmack Rotweinessig, natives Olivenöl extra, Salz und Pfeffer hinzufügen. Vor dem Servieren mindestens eine Stunde im Kühlschrank lagern. Frisch mit einem Basilikumblatt oder Croutons servieren.

## MELONE UND LEICHTER ROHSCHINKEN

**Zubereitungszeit: 10 Minuten**

**Kochzeiten: Keine**

**Dosierungen für 4 Personen**

**Zutaten**

**Reife Melone: 1**

**Rohschinken: 100g**

**Frische Minzblätter: nach Geschmack 6.**

**Vorbereitung:**

**Schneiden Sie die Melone je nach Wunsch in Scheiben oder Würfel. Die Melonenscheiben mit Rohschinken umwickeln. Auf einem Servierteller anrichten und mit frischen Minzblättern garnieren. Als frische und leichte Vorspeise servieren, perfekt für den Sommer oder als gesunder Snack.**

## PILZE GEFÜLLTE MIT AROMATISCHEN KRÄUTERN

Zubereitungszeit: 15 Minuten

Kochzeit: 25 Minuten

Dosierungen für 4 Personen

Zutaten

Große Champignons: 8

Geriebenes Brot: 50g

Gehackte aromatische Kräuter
(Petersilie, Thymian, Oregano): 20g

Gehackter Knoblauch: 2 Zehen

Geriebener Käse: 30g

Extra natives Olivenöl: 30 ml

Salz und Pfeffer nach Geschmack

**Vorbereitung:**

Die Pilze putzen und die Stiele entfernen. Entfernen Sie vorsichtig das Herz der Pilze, um Platz für die Füllung zu schaffen. In einer Schüssel Semmelbrösel, gehackte Kräuter, Knoblauch, Käse, Salz und Pfeffer vermischen. Füllen Sie jeden Pilz mit der Brot-Kräuter-Mischung. Die Pilze auf einem Backblech anrichten, mit etwas Olivenöl beträufeln und im vorgeheizten Backofen bei 180 °C etwa 2025 Minuten garen, bis die Oberfläche der Pilze goldbraun ist.

# GEBACKENE BLUMENKOHLKRACHEN

Zubereitungszeit: 20 Minuten

Kochzeit: 25 Minuten

Dosierungen für 4 Personen

Zutaten

Blumenkohl: 1 klein

Eier: 2

Geriebener Käse: 50g

Mehl: 30g

Gehackte Petersilie: 2 Esslöffel

Knoblauchpulver: 1 Teelöffel

Salz und Pfeffer nach Geschmack

Extra natives Olivenöl: zum Einfetten der Pfanne

**Vorbereitung:**

Den in Stücke geschnittenen Blumenkohl in Salzwasser 5 Minuten blanchieren. Abgießen und abkühlen lassen. Den Blumenkohl in einer Schüssel zerstampfen, bis eine püreeartige Konsistenz entsteht. Eier, geriebenen Käse, Mehl, Petersilie, Knoblauchpulver, Salz und Pfeffer hinzufügen. Gut mischen. Aus der erhaltenen Masse Pfannkuchen formen und diese auf ein leicht geöltes Backblech legen. Im vorgeheizten Backofen bei 200 °C ca. 2025 Minuten backen, bis die Pfannkuchen goldbraun und knusprig sind.

# ROTE LINSEN-INGWER-SUPPE

Zubereitungszeit: 10 Minuten

Kochzeit: 25 Minuten

Dosierungen für 4 Personen

Zutaten

Rote Linsen: 250g

Zwiebel: 1 mittelgroß

Karotte: 1 groß

Geriebener frischer Ingwer: 2 Esslöffel

Knoblauch: 2 Zehen

Gemüsebrühe: 1 Liter

Kurkumapulver: 1 Teelöffel

Rotes Chilipulver: 1/2 Teelöffel (optional)

Salz und Pfeffer nach Geschmack

Extra natives Olivenöl: 2 Esslöffel

**Vorbereitung:**

Zwiebel, Karotte und Knoblauch fein hacken. In einem großen Topf das Öl erhitzen und das gehackte Gemüse hinzufügen. Bei mittlerer Hitze 5 Minuten kochen lassen. Rote Linsen, geriebenen Ingwer, Kurkuma und Chili (falls verwendet) hinzufügen. Eine Minute lang umrühren. Mit der Gemüsebrühe aufgießen und aufkochen. Die Hitze reduzieren und etwa 20 Minuten köcheln lassen, bis die Linsen weich sind. Wenn Sie eine cremigere Konsistenz wünschen, pürieren Sie etwas von der Suppe. Bei Bedarf mit Salz und Pfeffer würzen und heiß servieren.

# GEBACKENE SÜSSKARTOFFELN AL GEWÜRZEN

**Zubereitungszeit: 10 Minuten**

**Kochzeit: 25/30 Minuten**

**Dosierungen für 4 Personen**

**Zutaten**

**Süßkartoffeln: 4 mittelgroß**

**Extra natives Olivenöl: 2 Esslöffel**

**Süßer Paprika: 1 TL**

**Kreuzkümmelpulver: 1 Teelöffel**

**Schwarzer Pfeffer: 1/2 Teelöffel**

**Salz: nach Geschmack 6.**

**Vorbereitung:**

Den Backofen auf 200°C vorheizen. Die Süßkartoffeln gut waschen und in dünne Scheiben oder Würfel schneiden. In einer Schüssel die Süßkartoffeln mit nativem Olivenöl extra, süßem Paprika, Kreuzkümmel, schwarzem Pfeffer und Salz würzen. Umrühren, um die Gewürze gleichmäßig zu verteilen. Legen Sie die Süßkartoffeln auf ein mit Backpapier ausgelegtes Backblech. Im vorgeheizten Ofen 2530 Minuten backen, dabei die Kartoffeln nach der Hälfte der Garzeit wenden, bis sie weich und an den Rändern leicht gebräunt sind. Heiß als Beilage oder gesunden Snack servieren.

## LACHSTATAR MIT AVOCADO

Zubereitungszeit: 15 Minuten

Kochzeiten: Keine

Dosierungen für 4 Personen

Zutaten in Gramm:

Frisches Lachsfilet: 400g

Reife Avocado: 1 große

Zitronensaft: 2 Esslöffel

Gehackte rote Zwiebel: 1 EL

Gehackte frische Petersilie: 2 Esslöffel

Extra natives Olivenöl: 2 Esslöffel

Salz und Pfeffer nach Geschmack

Vorbereitung:

Den Lachs in kleine Würfel schneiden und in eine Schüssel geben. Avocado schälen und in Würfel schneiden. Fügen Sie der Avocado Zitronensaft hinzu, um Oxidation zu verhindern. Kombinieren Sie die Avocado mit dem Lachs. Fügen Sie die gehackte rote Zwiebel, frische Petersilie, natives Olivenöl extra, Salz und Pfeffer hinzu. Alle Zutaten vorsichtig vermischen, ohne den Lachs zu sehr zu zerkleinern. Decken Sie die Schüssel ab und lassen Sie sie vor dem Servieren mindestens 30 Minuten im Kühlschrank ruhen. Servieren Sie das Lachstatar auf Croutons oder Crackern.

# GARNELEN- UND ZITRUSSPIESSE

**Zubereitungszeit: 15 Minuten**

**Kochzeit: 57 Minuten**

**Dosierungen für 4 Personen**

**Zutaten**

**Geschälte und gereinigte Garnelen: 16**

**Orangen: 2**

**Zitronen: 2**

**Extra natives Olivenöl: 3 Esslöffel**

**Salz und Pfeffer nach Geschmack**

**Vorbereitung:**

Orangen und Zitronen halbieren und in dicke Scheiben schneiden. Schneiden Sie jede Scheibe in vier Teile. Die Garnelen abwechselnd mit den Zitrusfruchtstücken auf die Spieße stecken. Die Spieße mit nativem Olivenöl extra bestreichen und mit Salz und Pfeffer würzen. Einen Grill oder eine beschichtete Pfanne erhitzen. Kochen Sie die Spieße 23 Minuten pro Seite oder bis die Garnelen gar sind und die Zitrusfrüchte leicht karamellisiert sind. Servieren Sie die heißen Garnelen- und Zitrusspieße als Vorspeise oder Hauptgericht und servieren Sie dazu eine Sauce Ihrer Wahl.

# CROSTINI MIT THUNFISCH UND KAPERN

Zubereitungszeit: 10 Minuten

Kochzeit: 57 Minuten

Dosierungen für 4 Personen

Zutaten

Thunfisch in Öl: 200g

Kapern: 2 Esslöffel

Baguettebrot oder Toast: 8 Scheiben

Extra natives Olivenöl: 3 Esslöffel

Zitrone (Saft und abgeriebene Schale): 1

Gehackte frische Petersilie: 2 Esslöffel

Salz und Pfeffer nach Geschmack

**Vorbereitung:**

Den Thunfisch aus dem Öl abtropfen lassen und in eine Schüssel geben. Mit einer Gabel zerdrücken. Gehackte Kapern, Zitronensaft, abgeriebene Zitronenschale, frische Petersilie, Salz und Pfeffer hinzufügen. Gut mischen. Bestreichen Sie die Brotscheiben mit nativem Olivenöl extra und rösten Sie sie im vorgeheizten Backofen bei 180 °C etwa 57 Minuten lang, bis sie knusprig sind. Die Thunfisch-Kapern-Mischung auf den gerösteten Brotscheiben verteilen. Servieren Sie die Crostini als Vorspeise oder Snack.

# MIT JOGHURT UND KRÄUTERN MARINIERTER LACHS

Zubereitungszeit: 15 Minuten

(längere Marinierzeit)

Kochzeiten: Keine

Dosierungen für 4 Personen

Zutaten

Frisches Lachsfilet: 400g

Griechischer Joghurt: 150g

Gehackte frische Kräuter (Petersilie,

Dill, Schnittlauch): 3 Esslöffel

Zitrone (Saft und abgeriebene Schale): 1

Salz und Pfeffer nach Geschmack

**Vorbereitung:**

Das Lachsfilet in dünne Scheiben schneiden.
In einer Schüssel griechischen Joghurt mit
gehackten frischen Kräutern, Zitronensaft,
abgeriebener Zitronenschale, Salz und
Pfeffer vermischen. Die Lachsscheiben auf
einem Teller anrichten und gleichmäßig mit
der Joghurtmarinade bestreuen. Die Form
mit Frischhaltefolie abdecken und
mindestens 12 Stunden im Kühlschrank
marinieren lassen. Nach dem Marinieren die
Lachsscheiben auf einem Salatbett servieren
oder mit frischem Gemüse servieren.

## KICHERERBSEN-HUMMUS MIT KNUSPRIGEM GEMÜSE

Zubereitungszeit: 10 Minuten

Kochzeiten: Keine

Dosierungen für 4 Personen

Zutaten

Gekochte Kichererbsen: 400g

Tahini (Sesampaste): 3 Esslöffel

Knoblauch: 1 Zehe

Zitronensaft: 2 Esslöffel

Extra natives Olivenöl: 3 Esslöffel

Salz und Pfeffer nach Geschmack

Frisches Gemüse nach Wahl (Karotten, Sellerie,

Paprika): als Beilage

Vorbereitung:

Geben Sie die abgetropften und abgespülten Kichererbsen, Tahini, Knoblauch, Zitronensaft, natives Olivenöl extra, Salz und Pfeffer in einen Mixer. Mischen, bis eine glatte Creme entsteht. Bei Bedarf etwas Wasser hinzufügen, um die gewünschte Konsistenz zu erreichen. Als Beilage zum Hummus Gemüse (Karotten, Sellerie, Paprika) in Stifte oder dünne Scheiben schneiden. Den Kichererbsen-Hummus in einer Schüssel servieren, mit etwas Öl garnieren und mit knackigem Gemüse servieren.

# GEBACKENE FALAFEL MIT JOGHURTSOSSE

Zubereitungszeit: 15 Minuten.

Kochzeit: 20/25 Minuten.

Dosierungen für 4 Personen

Zutaten

Gekochte Kichererbsen: 400g

Gehackte rote Zwiebel: 1 klein

Gehackter Knoblauch: 2 Zehen

Gehackte frische Petersilie: 3 Esslöffel

Kreuzkümmelpulver: 1 Teelöffel

Korianderpulver: 1 Teelöffel

Paprika: 1 TL

Kichererbsenmehl: 3 Esslöffel

Salz und Pfeffer nach Geschmack

Griechischer Joghurt: 150g

Zitronensaft: 1 EL

Gehackte frische Minze: 2 Esslöffel

Vorbereitung:

In einem Mixer die abgetropften Kichererbsen, Zwiebeln, Knoblauch, frische Petersilie, Kreuzkümmel, Koriander, Paprika, Kichererbsenmehl, Salz und Pfeffer vermischen. Mischen, bis eine glatte Konsistenz entsteht. Formen Sie mit den Händen gleichgroße Frikadellen und legen Sie diese auf ein mit Backpapier ausgelegtes, leicht mit Öl gefettetes Backblech. Im vorgeheizten Backofen bei 200 °C ca. 2025 Minuten garen, dabei die Falafel nach der Hälfte der Garzeit wenden, bis sie goldbraun und knusprig sind. Für die Joghurtsauce griechischen Joghurt mit Zitronensaft und gehackter Minze vermischen. Servieren Sie die Falafel heiß mit der frischen und duftenden Joghurtsauce.

# BRUSCHETTA MIT GETROCKNETEN TOMATEN UND PESTO

75

**Zubereitungszeit: 10 Minuten**

**Kochzeit: 57 Minuten**

**Dosierungen für 4 Personen**

**Zutaten**

**Getrocknete Tomaten in Öl: 100g**

**Genueser Pesto: 4 Esslöffel**

**Brot (Baguette oder anderes**

**knuspriges Brot): 8 Scheiben**

**Knoblauch: 1 Zehe**

**Frisches Basilikum für**

**Garnitur (optional)**

**Vorbereitung:**

Den Ofen oder einen Grill vorheizen. Schneiden Sie das Brot in Scheiben und rösten Sie diese im Ofen oder auf dem Grill, damit es knusprig wird. Für mehr Geschmack eine Knoblauchzehe über die Brotscheiben reiben. Das Pesto gleichmäßig auf den gerösteten Brotscheiben verteilen. Die getrockneten Tomaten in kleine Stücke schneiden und über das Pesto verteilen. Nach Belieben mit frischen Basilikumblättern garnieren und die Bruschetta als Vorspeise oder Snack servieren.

# OMELETT MIT GEMÜSE DER SAISON

**Zubereitungszeit: 15 Minuten**

**Kochzeit: 15/20 Minuten**

**Dosierungen für 4 Personen**

**Zutaten**

**Eier: 6**

**Gemüse der Saison (Zucchini, Paprika, Tomaten, Spinat usw.) ca. 300/400g**

**Zwiebel: 1 mittelgroß**

**Käse nach Geschmack (Parmesan, Pecorino, Feta): 50g (optional)**

**Extra natives Olivenöl: 2 Esslöffel**

**Salz und Pfeffer nach Geschmack**

**Vorbereitung:**

Schneiden Sie das ausgewählte Gemüse in Würfel oder dünne Scheiben und hacken Sie die Zwiebel. In einer beschichteten Pfanne das Öl erhitzen und die Zwiebeln mit dem Gemüse anbraten, bis sie gut gegart sind. In einer Schüssel die Eier mit Salz, Pfeffer und eventuell dem gewählten Käse verquirlen. Die geschlagenen Eier in die Pfanne mit dem Gemüse geben und bei mittlerer Hitze kochen, bis das Omelett an den Rändern fest, aber in der Mitte noch leicht flüssig ist. Wenn Sie einen Deckel haben, decken Sie die Pfanne einige Minuten lang ab, um die Oberfläche gleichmäßig zu garen. Das Omelett auf einen Servierteller geben und in Spalten schneiden. Heiß oder bei Zimmertemperatur als Hauptgericht oder Beilage servieren.

## GEMÜSEROLLE MIT GRIECHISCHEM JOGHURTSAUCE

**Zubereitungszeit: 20 Minuten**

**Kochzeit: 10/15 Minuten**

**Dosierungen für 4 Personen**

**Zutaten**

**Gemischtes Gemüse nach Wahl (Zucchini, Paprika, Auberginen, Karotten): 400g**

**Ziegel- oder Phyllo-Nudelblätter: 8**

**Griechischer Joghurt: 150g**

**Gehackte frische Minze: 2 Esslöffel**

**Zitronensaft: 1 EL**

**Extra natives Olivenöl: 2 Esslöffel**

**Salz und Pfeffer nach Geschmack**

Vorbereitung:

Schneiden Sie das Gemüse in Stifte oder lange Scheiben. In einer Pfanne etwas Öl erhitzen und das Gemüse kochen, bis es gar, aber knusprig ist. Mit Salz und Pfeffer würzen und etwas abkühlen lassen. Bereiten Sie die Brötchen vor: Legen Sie eine Portion Gemüse in die Mitte jedes Backstein- oder Blätterteigblatts und rollen Sie den Teig um das Gemüse herum. Die Brötchen auf ein mit Backpapier ausgelegtes Backblech legen und leicht mit Olivenöl bestreichen. Im vorgeheizten Ofen bei 180 °C 1015 Minuten lang backen, bis sie goldbraun und knusprig sind. In der Zwischenzeit die Soße zubereiten: Griechischen Joghurt mit gehackter frischer Minze, Zitronensaft, Salz und Pfeffer vermischen. Servieren Sie die heißen Gemüsebrötchen zusammen mit der griechischen Joghurtsauce als Beilage oder Vorspeise.

# KNUSPRIG WÜRZIGE KICHERERBSEN

**Zubereitungszeit: 5 Minuten**

**Kochzeit: 30/40 Minuten**

**Dosierungen für 4 Personen**

**Zutaten**

**Gekochte Kichererbsen: 400 g (abgespült und getrocknet)**

**Extra natives Olivenöl: 2 Esslöffel**

**Paprika: 1 TL**

**Kreuzkümmelpulver: 1 Teelöffel**

**Kurkuma: 1/2 Teelöffel**

**Salz: 1/2 Teelöffel**

**Schwarzer Pfeffer: 1/2 Teelöffel**

**Vorbereitung:**

**Den Backofen auf 200°C vorheizen. In einer Schüssel die abgespülten und getrockneten Kichererbsen mit nativem Olivenöl extra, Paprika, Kreuzkümmel, Kurkuma, Salz und Pfeffer vermischen. Die gewürzten Kichererbsen auf einem mit Backpapier ausgelegten Backblech verteilen. Unter gelegentlichem Rühren 30–40 Minuten im Ofen garen, bis die Kichererbsen goldbraun und knusprig sind. Vor dem Servieren etwas abkühlen lassen. Knusprig gewürzte Kichererbsen können ein köstlicher Snack oder eine würzige Beilage zu Hauptgerichten sein.**

# GEGRILLTE AUBERGINENRÖLLEN

Zubereitungszeit: 20 Minuten

Kochzeit: 12 Minuten

Dosierungen für 4 Personen

Zutaten

Aubergine: 2 große

Getrocknete Tomaten in Öl: 50g

Frischkäse (Ricotta

oder etwas anderes nach Geschmack): 100g

Frisches Basilikum: 8 Blätter

Extra natives Olivenöl: 3 Esslöffel

Salz und Pfeffer nach Geschmack

**Vorbereitung:**

Schneiden Sie die Auberginen in lange, dünne Scheiben, bestreichen Sie sie mit Olivenöl und grillen Sie sie auf einer Grillplatte oder in einer Grillpfanne 23 Minuten pro Seite, bis sie weich und vom Grill gut markiert sind. In einer Schüssel den Frischkäse mit den gehackten getrockneten Tomaten und ein paar frischen, in Streifen geschnittenen Basilikumblättern vermischen. Auf jede Auberginenscheibe etwas Käse und sonnengetrocknete Tomatenfüllung geben und aufrollen. Bei Bedarf mit einem Zahnstocher fixieren. Die Brötchen auf einem Servierteller anrichten, mit einem Schuss Olivenöl, Salz und Pfeffer würzen und als Vorspeise oder Hauptgericht servieren.

# SNACKS AUS KAROTTEN UND HUMMUS

85

**Zubereitungszeit: 10 Minuten**

**Kochzeiten: Keine**

**Dosierungen für 4 Personen**

**Zutaten**

**Karotten: 4 große**

**Hummus: 200g**

**Gehackte frische Petersilie: 2 Esslöffel**

**Geröstete Sesamkörner**

**(optional): zum Garnieren**

Vorbereitung:

**Schälen Sie die Karotten und schneiden Sie sie in Stifte oder dünne, lange Scheiben. Bereiten Sie Hummus zu, falls Sie ihn noch nicht haben, oder verwenden Sie gekauften Hummus. Bereiten Sie die Karottenstifte vor und legen Sie sie auf einen Servierteller. Begleiten Sie die Karottenstifte mit Hummus in einer Schüssel. Bestreuen Sie den Hummus mit gehackter frischer Petersilie und geben Sie nach Belieben geröstete Sesamkörner darüber, um ihn zu dekorieren. Als Vorspeise oder als Teil einer Vorspeisenauswahl servieren.**

# EXOTISCHE UND INNOVATIVE VORSPEISEN

## VEGANES SUSHI MIT QUINOA UND GEMÜSE

**Zubereitungszeit: 30/40 Minuten**

**Kochzeit: 20/25 Minuten**

**Dosierungen für 4 Personen**

**Zutaten**

**Nori-Algenblätter:**

**Quinoa: 1 Tasse**

**Reisessig: 2 Esslöffel**

**Zucchini: 1 groß**

**Karotten: 1 groß**

**Avocado: 1 groß**

**Roter Pfeffer: 1/2**

Geröstete Sesamkörner: zum Garnieren

Sojasauce oder Tamari: zum Servieren (optional)

Vorbereitung:

Quinoa nach Packungsanleitung kochen. Nach dem Garen mit Reisessig würzen und abkühlen lassen. Das Gemüse in lange, dünne Stifte schneiden. Legen Sie ein Blatt Nori-Algen auf eine Sushi-Matte oder eine saubere Arbeitsfläche. Eine dünne Schicht Quinoa auf der unteren Hälfte des Nori verteilen. Gemüsesticks und Avocadoscheiben auf den Quinoa legen. Rollen Sie die Nori-Algen mit der Matte oder mit feuchten Händen um die Füllung und schließen Sie die Rolle fest. Schneiden Sie die Rolle in etwa 23 Zentimeter große Stücke. Mit gerösteten Sesamkörnern garnieren und mit Sojasauce oder Tamari zum Dippen servieren.

# TOFU ALGEN KROKETTETEN

Zubereitungszeit: 20 Minuten

Kochzeit: 15/20 Minuten

Dosierungen für 4 Personen

Zutaten

Tofu: 400g

Getrocknete Algen (Wakame oder andere Sorte): 30g

Semmelbrösel: 50g

Mehl: 3 Esslöffel

Zwiebel: 1 mittelgroß

Knoblauch: 2 Zehen

Gehackte frische Petersilie: 2 Esslöffel

Extra natives Olivenöl: 2 Esslöffel

Salz und Pfeffer nach Geschmack

Vorbereitung:

Die getrockneten Algen 10–15 Minuten in kaltem Wasser einweichen, dann abtropfen lassen und gut ausdrücken. Zwiebel und Knoblauch fein hacken. Den Tofu mit einer Gabel zerdrücken oder grob hacken. In einer Pfanne das Öl erhitzen und die Zwiebel und den Knoblauch darin goldbraun anbraten. Die Algen hinzufügen und weitere 23 Minuten kochen lassen. In einer Schüssel den Tofu mit Algen, Zwiebeln, Knoblauch, Petersilie, Semmelbröseln, Mehl, Salz und Pfeffer vermischen. Mit den Händen Kroketten formen und auf ein mit leicht geöltem Backpapier ausgelegtes Backblech legen. Im vorgeheizten Backofen bei 180 °C ca. 1520 Minuten backen oder bis die Kroketten goldbraun und knusprig sind. Heiß als Vorspeise oder Hauptgericht servieren.

# GEMISCHTER GEMÜSE-TEMPURA

Zubereitungszeit: 15 Minuten

Kochzeit: 10/15 Minuten

Dosierungen für 4 Personen

Zutaten

Gemischtes Gemüse nach Geschmack (Zucchini,

Paprika, Karotten, Zwiebeln): ca. 400g

00 Mehl: 150g

Maisstärke: 50g

Eiswasser: 200 ml

Öl frittieren

Salz

**Vorbereitung:**

Das Gemüse in Stifte oder dünne Scheiben schneiden. In einer Schüssel Mehl, Maisstärke und eine Prise Salz vermischen. Das Eiswasser dazugeben und schnell verrühren, so dass der Teig klumpig bleibt. Erhitzen Sie das Öl in einer Pfanne oder Fritteuse auf etwa 180 °C. Tauchen Sie das Gemüse in den Teig und braten Sie es in heißem Öl goldbraun und knusprig (ca. 23 Minuten pro Seite). Lassen Sie das Gemüse auf saugfähigem Papier abtropfen, um überschüssiges Öl zu entfernen. Servieren Sie den Gemüse-Tempura als Vorspeise oder Hauptgericht und begleiten Sie ihn nach Geschmack mit Sojasauce oder anderen Saucen.

# GEFÜLLTE WEINBLATTRÖLLEN

Zubereitungszeit: 30/40 Minuten

Kochzeit: 40/50 Minuten

Dosierungen für 4 Personen

Zutaten

Eingelegte Weinblätter

oder frisch: 60 Blätter

Reis: 250g

Geschälte Tomaten: 200g

Zwiebel: 1 groß

Gehackte frische Petersilie: 3 Esslöffel

Gehackte frische Minze: 2 Esslöffel

Zitronensaft: 2 Esslöffel

Extra natives Olivenöl: 4 Esslöffel

Salz und Pfeffer nach Geschmack

Vorbereitung:

Wenn die Weinblätter trocken sind, weichen
Sie sie vor der Verwendung 30 Minuten lang
in Wasser ein. Bereiten Sie die Füllung vor:
Mischen Sie in einer Schüssel den rohen
Reis, die gewürfelten geschälten Tomaten,
die gehackte Zwiebel, die Petersilie, die
Minze, den Zitronensaft, 2 Esslöffel Öl, Salz
und Pfeffer. Bereiten Sie die Rollen vor:
Legen Sie ein Weinblatt aus, geben Sie einen
Löffel Füllung in die Mitte, falten Sie die
Seiten nach innen und rollen Sie sie zu einer
Rolle auf. Wiederholen Sie den Vorgang, bis
Ihnen die Zutaten ausgehen. Legen Sie die
Brötchen leicht überlappend in einen großen
Topf und bedecken Sie sie mit Wasser.
Fügen Sie weitere 2 Esslöffel Öl hinzu und
kochen Sie bei mittlerer bis niedriger Hitze
etwa 4050 Minuten lang oder bis der Reis
gar ist und die Blätter zart sind. Servieren
Sie die Brötchen heiß oder bei
Zimmertemperatur als Vorspeise oder
Hauptgericht.

# TRADITIONELLE VORSPEISEN NEU ÜBERARBEITET

## BRUSCHETTA MIT FRISCHEN TOMATEN UND BASILIKUM

**Zubereitungszeit: 15 Minuten**

**Kochzeit: 57 Minuten**

**Dosierungen für 4 Personen**

**Zutaten**

**Reife Tomaten: 4 große**

**Brot (Baguette oder anderes Brot knusprig): 8 Scheiben**

**Frisches Basilikum: 1 Bund**

**Knoblauch: 2 Zehen**

**Natives Olivenöl extra**

**Oliven: 4 Esslöffel**

**Salz und Pfeffer:**

**Vorbereitung:**

Die Tomaten in Würfel schneiden und in eine Schüssel geben. Fügen Sie das gehackte frische Basilikum, Salz, Pfeffer und 2 Esslöffel natives Olivenöl extra hinzu. Alles gut vermischen. Die Brotscheiben auf dem Grill oder im Ofen knusprig rösten. Reiben Sie die Oberfläche der Brotscheiben leicht mit den Knoblauchzehen ein. Die gewürzten Tomaten auf den Brotscheiben verteilen, einen Spritzer natives Olivenöl extra hinzufügen und mit ganzen oder gehackten frischen Basilikumblättern garnieren. Sofort als Vorspeise oder Snack servieren.

# AUBERGINE MIT HELLEM PARMIGIANA

**Zubereitungszeit: 30/40 Minuten**

**Kochzeit: 20/25 Minuten**

**Dosierungen für 4 Personen**

**Zutaten**

**Aubergine: 3 große**

**Geschälte Tomaten: 400g**

**Mozzarella oder Käse**

**vegan nach Geschmack: 200g**

**Geriebener Parmesan o**

**vegane Alternative: 50g**

**Frisches Basilikum: 1 Bund**

**Salz und Pfeffer nach Geschmack**

**Extra natives Olivenöl: 4 Esslöffel**

**Vorbereitung:**

Schneiden Sie die Auberginen in dünne Scheiben und grillen Sie sie auf einer Grillplatte oder in einer beschichteten Pfanne mit etwas Öl, bis sie weich sind und deutliche Spuren vom Kochen aufweisen. Sie können statt gegrillt auch gebacken werden. In einer Pfanne zwei Esslöffel Öl erhitzen und die geschälten Tomaten, Salz, Pfeffer und gehacktes frisches Basilikum hinzufügen. Bei mittlerer bis niedriger Hitze etwa 1015 Minuten kochen lassen. Auf einem Backblech abwechselnd Schichten aus gegrillten Auberginen, Tomatensauce, geschnittenem Mozzarella (oder veganem Käse) und geriebenem Parmesan (oder veganer Alternative) verteilen, sodass mehrere Schichten entstehen. Zum Schluss eine letzte Schicht Tomatensauce und geriebenen Parmesan auftragen. Bei 180 °C etwa 20–25 Minuten backen, bis die Oberfläche goldbraun ist. Vor dem Servieren einige Minuten ruhen lassen. Heiß als Hauptgericht oder leichte Beilage servieren.

# BÜFFELMOZZARELLA MIT TOMATEN UND BASILIKUM

**Zubereitungszeit: 10 Minuten**

**Kochzeiten: Keine**

**Dosierungen für 4 Personen**

**Zutaten:**

**Büffelmozzarella: 2 mittelgroß**

**Kirschtomaten: 200g**

**Frisches Basilikum: 1 Bund**

**Extra natives Olivenöl: 4 Esslöffel**

**Salz und Pfeffer nach Geschmack**

**Vorbereitung:**

Den Büffelmozzarella in Scheiben oder Stücke schneiden und auf einem Servierteller anrichten. Die Kirschtomaten halbieren oder in Scheiben schneiden und um den Mozzarella herum anordnen. Das frische Basilikum hacken und über den Mozzarella und die Kirschtomaten streuen. Alles mit nativem Olivenöl extra, Salz und Pfeffer abschmecken. Als frische und leichte Vorspeise servieren.

# SALAT MIT TOMATEN UND BÜFFELMOZZARELLA

**Zubereitungszeit: 15 Minuten**

**Kochzeiten: Keine**

**Dosierungen für 4 Personen**

**Zutaten:**

**Büffelmozzarella: 2 mittelgroße Kugeln**

**Reife Tomaten: 4 große**

**Frisches Basilikum: 1 Bund**

**Extra natives Olivenöl: 4 Esslöffel**

**Balsamico-Essig (optional): 2 Esslöffel**

**Salz und Pfeffer nach Geschmack**

Vorbereitung:

**Den Büffelmozzarella in Scheiben oder Würfel schneiden und in eine Schüssel geben. Die Tomaten in Scheiben oder Würfel schneiden und mit dem Mozzarella in die Schüssel geben. Das frische Basilikum hacken und in die Schüssel geben. Alles mit nativem Olivenöl extra, Balsamico-Essig (falls verwendet), Salz und Pfeffer würzen. Vorsichtig umrühren, um die Gewürze gleichmäßig zu verteilen. Lassen Sie den Salat einige Minuten ruhen, damit sich die Aromen vermischen. Als frische Beilage oder als Teil einer leichten Vorspeise servieren.**

## GANZE CROUTTONS MIT FRISCHEM KÄSE UND GEMÜSE

**Zubereitungszeit: 15 Minuten**

**Kochzeit: 10 Minuten**

**Dosierungen für 4 Personen**

**Zutaten:**

**Scheiben Vollkornbrot: 8**

**Frischkäse (Ricotta, Ziegenkäse**

**oder etwas anderes nach Geschmack): 200g**

**Gemüse nach Geschmack (Zucchini,**

**Paprika, Auberginen): 300g**

**Extra natives Olivenöl: 4 Esslöffel**

**Frisches Basilikum: 1 Bund**

**Salz und Pfeffer nach Geschmack**

**Vorbereitung:**

Schneiden Sie das Gemüse in dünne Scheiben oder Würfel und grillen Sie es auf einer Grillplatte oder in einer Pfanne mit etwas Öl, bis es zart und leicht gebräunt ist. Die Vollkornbrotscheiben auf dem Grill oder im Ofen knusprig rösten. Den Frischkäse auf den gerösteten Brotscheiben verteilen. Das gegrillte Gemüse auf dem Frischkäse anrichten. Mit einem Schuss nativem Olivenöl extra, Salz, Pfeffer und frischen Basilikumblättern würzen. Als Vorspeise oder leichter Snack servieren.

# DINKELSALAT MIT GEGRILLTEM GEMÜSE

Zubereitungszeit: 15 Minuten

Kochzeit: 20/25 Minuten

Dosierungen für 4 Personen

Zutaten:

Dinkel: 200g

Gemüse nach Wahl zum Grillen (Zucchini, Paprika, Auberginen): 400g

Kirschtomaten: 150g

Entkernte schwarze Oliven: 50 g

Frisches Basilikum: 1 Bund

Extra natives Olivenöl: 4 Esslöffel

Balsamico-Essig: 2 Esslöffel

Salz und Pfeffer nach Geschmack

**Vorbereitung:**

Den Dinkel nach Packungsanweisung in kochendem Salzwasser kochen. Lassen Sie es abtropfen, kühlen Sie es unter fließendem Wasser ab und lassen Sie es beiseite. Schneiden Sie das Gemüse in Scheiben oder Würfel und grillen Sie es auf einer Grillplatte oder in einer Pfanne mit etwas Öl, bis es zart und leicht gebräunt ist. Die Kirschtomaten halbieren. In einer großen Schüssel den gekochten Farro, das gegrillte Gemüse, die Kirschtomaten, die schwarzen Oliven, die handgezupften frischen Basilikumblätter, das native Olivenöl extra, den Balsamico-Essig, Salz und Pfeffer vermischen. Alle Zutaten gut vermischen, bis sie gut gewürzt und vermischt sind. Lassen Sie den Salat vor dem Servieren einige Minuten ruhen. Hervorragend als Einzelgericht oder als Beilage.

# GANZE GANZE SANDWICHES MIT HUMMUS UND GURKEN

**Zubereitungszeit: 10 Minuten**

**Kochzeiten: Keine**

**Dosierungen für 4 Personen**

**Zutaten:**

**Vollkornsandwiches: 4**

**Hummus: 200g**

**Gurken: 2 große**

**Tomaten: 2 mittelgroß (optional)**

**Salatblätter bzw**

**gemischter Salat: nach Geschmack**

**Vorbereitung:**

Vollkornbrötchen halbieren. Hummus auf beiden Innenseiten der Sandwiches verteilen. Die Gurken in dünne Scheiben schneiden und bei Verwendung von Tomaten auch diese in Scheiben schneiden. Die Gurkenscheiben (und ggf. Tomatenscheiben) auf dem Boden der Sandwiches anordnen, Salatblätter oder gemischten Salat hinzufügen und mit der anderen Hälfte der Sandwiches verschließen. Sofort als leichter Snack oder schnelles Mittagessen servieren.

# MAIS-FRITES MIT WÜRZIGER SAUCE

**Zubereitungszeit: 15 Minuten**

**Kochzeit: 10/15 Minuten**

**Dosierungen für 4 Personen**

**Zutaten:**

**Dosenmais: 300g (abgetropft)**

**Maismehl: 100g**

**Ei: 1**

**Zwiebel: 1 klein**

**Gehackte frische Petersilie: 2 Esslöffel**

**Frische Chili (optional): 1 klein**

**Salz und Pfeffer nach Geschmack**

**Öl frittieren**

**Scharfe Soße: zum Servieren**

**Vorbereitung:**

**Den Mais abtropfen lassen und in eine Schüssel geben. Zwiebel und Chili (falls verwendet) fein hacken und zum Mais geben. Maismehl, Ei, gehackte frische Petersilie, Salz und Pfeffer hinzufügen. Mischen Sie die Mischung gut. Reichlich Öl in einer beschichteten Pfanne erhitzen. Nehmen Sie Teile der Maismischung heraus, geben Sie sie in die Pfanne und drücken Sie sie leicht flach, sodass Pfannkuchen entstehen. Auf beiden Seiten goldbraun und knusprig braten (ca. 34 Minuten pro Seite). Lassen Sie sie auf saugfähigem Papier abtropfen, um überschüssiges Öl zu entfernen. Servieren Sie die Maisfrikadellen heiß mit scharfer Soße als Beilage, ideal als Vorspeise oder Hauptgericht, begleitet von einem frischen Salat.**

## PINZIMONIO MIT FRUCHTSOSSEN

**Zubereitungszeit: 10/15 Minuten**

**Kochzeiten: Keine**

**Dosierungen für 4 Personen**

**Zutaten:**

**Rohes Gemüse nach Geschmack (Karotten, Sellerie,**

**Paprika, Gurken, Kirschtomaten usw.):**

**Fruchtsauce (Erdbeeren, Blaubeeren, Himbeeren,**

**oder exotische Früchte): 200g**

**Griechischer Joghurt oder leichte Mayonnaise: 150 g**

**Zitronensaft: 1 Zitrone**

**Salz und Pfeffer nach Geschmack**

**Vorbereitung:**

**Schneiden Sie rohes Gemüse (Karotten, Sellerie, Paprika, Gurken usw.) zum Dippen in Stifte oder Stücke. Bereiten Sie die Soßen zu: Mischen Sie in zwei separaten Schüsseln die Fruchtsoße mit der Hälfte des Zitronensafts in einer Schüssel und den griechischen Joghurt oder die Mayonnaise mit der anderen Hälfte des Zitronensafts in der anderen Schüssel. Bei Bedarf Salz und Pfeffer hinzufügen. Ordnen Sie die Saucen in kleinen Schüsseln an und legen Sie sie zusammen mit dem gehackten rohen Gemüse auf einen Servierteller. Als Vorspeise oder Beilage servieren und das Gemüse in die verschiedenen Saucen tauchen.**

# CROSTINI MIT FEIGEN UND ZIEGENKÄSE

**Zubereitungszeit: 15 Minuten**

**Kochzeit: 57 Minuten**

**Dosierungen für 4 Personen**

**Zutaten:**

**Reife Feigen: 8**

**Ziegenkäse: 150g**

**Brot (Baguette oder anderes knuspriges Brot): 8 Scheiben**

**Honig: 2 Esslöffel**

**Gehackte Walnüsse (optional): 2 EL**

**Frischer Rosmarin (optional): ein paar Nadeln**

**Natives Olivenöl extra:**

**das Brot bestreichen**

Vorbereitung:

Die Feigen in dünne Scheiben schneiden. Den Ziegenkäse in Scheiben oder Stücke schneiden. Die Brotscheiben auf dem Grill oder im Ofen knusprig rösten. Bestreichen Sie die Brotscheiben leicht mit etwas nativem Olivenöl extra. Auf jede Brotscheibe eine Scheibe Ziegenkäse und eine Feigenscheibe legen. Streuen Sie einen Spritzer Honig über jeden Crouton und fügen Sie nach Wunsch gehackte Walnüsse und ein paar frische Rosmarinnadeln hinzu. Bei 350 °F etwa 57 Minuten backen oder bis der Käse zu schmelzen beginnt. Servieren Sie die Crostini heiß als Vorspeise oder als leckeren Snack.

# GUACAMOLE MIT FRUCHTCHIPS

**Zubereitungszeit: 15 Minuten**

**Kochzeit: 10/15 Minuten**

**Dosierungen für 4 Personen**

**Zutaten:**

**Reife Avocado: 2**

**Reife Tomaten: 2 mittelgroß**

**Rote Zwiebel: 1 klein**

**Frischer Koriander: 2 Esslöffel (optional)**

**Limettensaft: 1 Limette**

**Salz und Pfeffer nach Geschmack**

**Frisches Obst (Erdbeeren, Ananas, Mango usw.): nach Geschmack**

**Vorbereitung:**

Die Avocados schälen und in einer großen Schüssel mit einer Gabel zerdrücken. Tomaten und rote Zwiebeln würfeln, frischen Koriander hacken und zur Avocado geben. Den Limettensaft über die Zutaten in der Schüssel auspressen und alles gut vermischen. Mit Salz und Pfeffer abschmecken. Um Fruchtchips zuzubereiten, schneiden Sie Früchte (Erdbeeren, Ananas, Mango usw.) in dünne Scheiben. Die Fruchtscheiben auf einem mit Backpapier ausgelegten Backblech anrichten und im vorgeheizten Backofen bei 120 °C etwa 1015 Minuten lang knusprig backen. Servieren Sie Guacamole mit Fruchtchips als Vorspeise oder Snack.

# GRANATAPFEL RUCOLA UND WALNÜSSSALAT

**Zubereitungszeit: 15 Minuten**

**Kochzeiten: Keine**

**Dosierungen für 4 Personen**

**Zutaten:**

**Frischer Rucola: 150g**

**Granatapfelkerne: aus 1 Granatapfel**

**Walnüsse: 50g**

**Käse (Feta oder anderer**

**nach Geschmack): 50g (optional)**

**Balsamico-Essig: 2 Esslöffel**

**Extra natives Olivenöl: 2 Esslöffel**

**Salz und Pfeffer nach Geschmack**

**Vorbereitung:**

Den Rucola gut waschen, trocknen und in eine Schüssel geben. Die zuvor extrahierten Granatapfelkerne und die grob zerbröckelten Walnüsse hinzufügen. Falls gewünscht, geriebenen Käse hinzufügen. In einer separaten Schüssel den Balsamico-Essig mit dem nativen Olivenöl extra, Salz und Pfeffer vermischen. Den Rucola-Granatapfel-Walnuss-Salat kurz vor dem Servieren mit der vorbereiteten Vinaigrette würzen. Gut vermischen und als Beilage oder leichte Vorspeise auf den Tisch bringen.

# LEICHTE VORSPEISEN UND DIGESTIFS

## GEGRILLTES GEMÜSE MIT BALSAMICO-ESSIG

Zubereitungszeit: 15 Minuten

Kochzeit: 10/15 Minuten

Dosierungen für 4 Personen

Zutaten:

Gemischtes Gemüse

(Zucchini, Auberginen,

Paprika, Zwiebeln usw.): 800g

Balsamico-Essig: 4 Esslöffel

Extra natives Olivenöl: 4 Esslöffel

Salz und Pfeffer:

**Vorbereitung:**

Schneiden Sie Gemüse (Zucchini, Auberginen, Paprika, Zwiebeln usw.) in Scheiben oder ähnlich große Stücke, um ein gleichmäßiges Garen zu gewährleisten. Erhitzen Sie den Grill oder eine beschichtete Pfanne und grillen Sie das Gemüse, bis es weich und leicht gebräunt ist. Wenn Sie möchten, können Sie auch einen Grill oder Ofen verwenden. Sobald es fertig ist, das gegrillte Gemüse auf einem Servierteller anrichten. In einer kleinen Schüssel den Balsamico-Essig mit dem nativen Olivenöl extra, Salz und Pfeffer vermischen. Die erhaltene Vinaigrette über das gegrillte Gemüse gießen und vorsichtig vermischen. Als Beilage oder leichtes Hauptgericht servieren.

# GEDÄMPFTER GEMÜSEPFANNE

Zubereitungszeit: 20 Minuten

Kochzeit: 30/35 Minuten

Dosierungen für 4 Personen

Zutaten:

Kartoffeln: 400g

Karotten: 300g

Zucchini: 300g

Erbsen (frisch oder gefroren): 200g

Eier: 3

Geriebener Käse (Parmesan

oder etwas anderes nach Geschmack): 50g

Milch: 100 ml, Butter: 20 g

Muskatnuss: nach Geschmack, Salz und
Pfeffer: nach Geschmack

**Vorbereitung:**

**Kartoffeln und Karotten schälen, zusammen mit den Zucchini in Würfel schneiden. Dämpfen Sie das Gemüse, bis es zart, aber nicht zu weich ist. Die Erbsen in kochendem Wasser einige Minuten kochen, bis sie weich sind. In einer Schüssel die Eier mit der Milch, dem geriebenen Käse, Salz, Pfeffer und einer geriebenen Muskatnuss verquirlen. Das gekochte Gemüse zur Eimischung geben und gut vermischen. Ein Backblech mit Butter bestreichen und die Gemüsemischung hineingeben. Bei 180 °C ca. 3035 Minuten backen oder bis der Flan an der Oberfläche goldbraun ist. Vor dem Servieren etwas abkühlen lassen. Hervorragend als vegetarisches Hauptgericht oder als Beilage geeignet.**

## MARINIERTE GURKEN MIT JOGHURT UND MINZE

Zubereitungszeit: 15 Minuten

Kochzeiten: Keine

Dosierungen für 4 Personen

Zutaten:

Gurken: 4

Griechischer Joghurt: 200g

Frische Minze: 2 Esslöffel fein gehackt

Zitronensaft: 1 Zitrone

Knoblauch: 1 Zehe (optional)

Extra natives Olivenöl: 2 Esslöffel

Salz und Pfeffer nach Geschmack

Vorbereitung:

Die Gurken in dünne Scheiben oder
Scheiben schneiden und in eine große
Schüssel geben. In einer anderen Schüssel
den griechischen Joghurt mit gehackter
frischer Minze, Zitronensaft, gehacktem
Knoblauch (falls verwendet), nativem
Olivenöl extra, Salz und Pfeffer vermischen.
Gießen Sie die Joghurtsauce über die
Gurken und mischen Sie sie vorsichtig,
sodass sie gut mit der Marinade bedeckt
sind. Die Schüssel mit Frischhaltefolie
abdecken und mindestens 30 Minuten im
Kühlschrank marinieren lassen. Als
Vorspeise oder frische Beilage servieren.

# ARTISCHOCKEN NACH RÖMISCHER ART MIT ZITRONE UND ÖL

**Zubereitungszeit: 20 Minuten**

**Kochzeit: 30/40 Minuten**

**Dosierungen für 4 Personen**

**Zutaten:**

**Artischocken: 4 große**

**Zitrone: 1**

**Frische Petersilie: 2 Esslöffel fein gehackt**

**Knoblauch: 2 Zehen**

**Extra natives Olivenöl: 4 Esslöffel**

**Salz und Pfeffer nach Geschmack**

**Vorbereitung:**

Die Artischocken säubern, indem man die harten Außenblätter entfernt, die Spitzen abschneidet und sie in Hälften oder Viertel schneidet. Entfernen Sie auch das zentrale Heu. Geben Sie die Artischocken in eine Schüssel mit kaltem Wasser und Zitronensaft, damit sie nicht schwarz werden. Abtropfen lassen und gut trocknen. Geben Sie sie in einen Topf mit kochendem Wasser und kochen Sie sie etwa 20 Minuten lang, bis sie weich sind. Die Artischocken abtropfen lassen und auf einem Servierteller anrichten. In einer Schüssel das native Olivenöl extra mit Zitronensaft, gehacktem Knoblauch, frischer Petersilie, Salz und Pfeffer vermischen. Das erhaltene Dressing über die noch heißen Artischocken gießen und vor dem Servieren mindestens 10 Minuten marinieren lassen. Hervorragend als Vorspeise oder Beilage.

# REZEPTE
# ERSTEN GÄNGE

## LINSEN-GEMÜSE-SUPPE

**Zubereitungszeit: 15 Minuten**

**Kochzeit: 40 Minuten**

**Dosierungen für 4 Personen**

**Zutaten:**

**Getrocknete Linsen: 200g**

**Sellerie: 2 Stangen**

**Karotten: 2**

**Zwiebel: 1**

**Reife Tomaten: 2**

**Gemüsebrühe: 1,5 Liter**

**Extra natives Olivenöl: 2 Esslöffel**

**Frische Petersilie: 2 Esslöffel fein gehackt**

**Salz und Pfeffer nach Geschmack**

**Vorbereitung:**

Sellerie, Karotten, Zwiebeln und Tomaten fein hacken. In einem großen Topf das native Olivenöl extra erhitzen und die Zwiebel anbraten, bis sie transparent wird. Sellerie und Karotten hinzufügen, einige Minuten kochen lassen, dann die Tomaten hinzufügen und kurz kochen lassen. Linsen und Gemüsebrühe hinzufügen. Zum Kochen bringen, dann die Hitze reduzieren und bei mittlerer bis niedriger Hitze etwa 30 bis 40 Minuten kochen, bis die Linsen und das Gemüse weich sind. Mit Salz und Pfeffer würzen, mit gehackter frischer Petersilie bestreuen und heiß servieren. Vor dem Servieren können Sie einen Spritzer natives Olivenöl extra hinzufügen.

# FRÜHLINGS-MINESTRONE MIT VOLLKORNPRODUCTEN

Zubereitungszeit: 20 Minuten

Kochzeit: 30/40 Minuten

Dosierungen für 4 Personen

Zutaten:

Vollkorn (Dinkel, Gerste, Quinoa usw.): 150g

Zucchini: 2

Karotten: 2

Frische oder gefrorene Erbsen: 150g

Reife Tomaten: 2

Zwiebel: 1

Gemüsebrühe: 1,5 Liter

Extra natives Olivenöl: 2 Esslöffel

Frische Petersilie: 2

Esslöffel fein gehackt

Salz und Pfeffer nach Geschmack

die Vorbereitung:

Wenn Sie rohe Vollkornprodukte verwenden, kochen Sie diese gemäß den Packungsanweisungen in kochendem Salzwasser. Lassen Sie sie abtropfen und lassen Sie sie beiseite. Zucchini, Karotten, Tomaten und Zwiebeln in Würfel oder Scheiben schneiden. In einem großen Topf das native Olivenöl extra erhitzen und die Zwiebel anbraten, bis sie transparent wird. Zucchini, Karotten, Tomaten, Erbsen und Gemüsebrühe hinzufügen. Zum Kochen bringen, die Hitze reduzieren und ca. 30–40 Minuten kochen, bis das Gemüse weich ist. Die gekochten Vollkornprodukte zur Minestrone geben, gut vermischen, mit Salz und Pfeffer würzen, mit gehackter frischer Petersilie bestreuen und heiß servieren.

# KAROTTEN-INGWER-CREME

Zubereitungszeit: 15 Minuten

Kochzeit: 25/30 Minuten

Dosierungen für 4 Personen

Zutaten:

Karotten: 500g

Kartoffeln: 2 mittelgroß

Geriebener frischer Ingwer: 1 EL

Gemüsebrühe: 1 Liter

Zwiebel: 1

Extra natives Olivenöl: 2 Esslöffel

Salz und Pfeffer nach Geschmack

**Vorbereitung:**

Karotten und Kartoffeln schälen, in Würfel schneiden. Die Zwiebel fein hacken. In einer Pfanne das native Olivenöl extra erhitzen und die Zwiebel anbraten, bis sie glasig wird. Die gehackten Karotten und Kartoffeln dazugeben und dann die Gemüsebrühe hinzufügen. Zum Kochen bringen, die Hitze reduzieren und etwa 2530 Minuten kochen lassen oder bis das Gemüse weich ist. Den geriebenen Ingwer in den Topf geben und gut vermischen. Alles mit einem Stabmixer mixen, bis eine glatte Creme entsteht. Bei Bedarf Salz und Pfeffer nach Geschmack hinzufügen. Heiß servieren.

# BOHNEN- UND TOMATENSUPPE

**Zubereitungszeit: 15 Minuten**

**Kochzeit: 30/40 Minuten**

**Dosierungen für 4 Personen**

**Zutaten:**

**Cannellini-Bohnen: 400 g**

**Reife Tomaten: 4**

**Zwiebel: 1**

**Knoblauch: 2 Zehen**

**Gemüsebrühe: 1 Liter**

**Frischer Rosmarin: 1 Zweig**

**Extra natives Olivenöl: 2 Esslöffel**

**Salz und Pfeffer nach Geschmack**

Vorbereitung:

Wenn Sie getrocknete Bohnen verwenden, weichen Sie diese mindestens 8 Stunden lang in kaltem Wasser ein oder befolgen Sie die Anweisungen in der Packung. Lassen Sie sie abtropfen und spülen Sie sie ab. Wenn Sie Bohnen aus der Dose verwenden, lassen Sie sie abtropfen und spülen Sie sie unter fließendem Wasser ab. Zwiebel und Knoblauch fein hacken. Die Tomaten in Würfel schneiden. In einer großen Pfanne das native Olivenöl extra erhitzen und den Knoblauch und die Zwiebel goldbraun braten. Tomatenwürfel, Bohnen und Gemüsebrühe hinzufügen. Fügen Sie auch den frischen Rosmarin hinzu. Zum Kochen bringen, die Hitze reduzieren und bei mittlerer Hitze etwa 30 bis 40 Minuten kochen lassen. Mit Salz und Pfeffer abschmecken. Heiß servieren.

# GERICHTE AUF BASIS VON VOLLKORNPRODUKTEN

## VOLLKORNRISOTTO MIT PILZEN UND PETERSILIE

Zubereitungszeit: 10 Minuten

Kochzeit: 35 Minuten

Dosierungen für 4 Personen

Zutaten:

Brauner Reis: 320g

Gemischte Pilze (Steinpilze,

Champignons usw.): 300g

Gemüsebrühe: 1 Liter

Zwiebel: 1

Knoblauch: 2 Zehen

Trockener Weißwein: 120 ml

Extra natives Olivenöl: 2 Esslöffel

Frische Petersilie: 3 Esslöffel fein gehackt,
Salz und Pfeffer: nach Geschmack

Vorbereitung:

Die Pilze putzen und in dünne Scheiben
schneiden. Zwiebel und Knoblauch fein
hacken. In einer großen Pfanne das native
Olivenöl extra erhitzen und den Knoblauch
und die Zwiebel goldbraun braten. Die Pilze
dazugeben und goldbraun braten. Fügen Sie
den braunen Reis hinzu und rösten Sie ihn
einige Minuten lang unter ständigem
Rühren. Mit Weißwein ablöschen und den
Alkohol verdunsten lassen. Nach und nach
die heiße Gemüsebrühe hinzufügen, eine
Kelle nach der anderen, dabei gelegentlich
umrühren. Kochen Sie etwa 3035 Minuten
lang weiter oder bis der Reis al dente
gekocht ist und die Brühe aufgesogen hat.
Wenn es fast gar ist, die gehackte frische
Petersilie hinzufügen und gut vermischen.
Wenn Sie möchten, können Sie auch
geriebenen Käse hinzufügen. Mit Salz und
Pfeffer abschmecken und heiß servieren.

# VOLLKORNNUDELN MIT SPINAT UND WALNUSSPESTO

Zubereitungszeit: 15 Minuten

Kochzeit: 1012 Minuten

Dosierungen für 4 Personen

Zutaten:

Vollkornnudeln (Penne, Fusilli,

Spaghetti usw.): 320g

Frischer Spinat: 150g

Walnüsse: 50g

Knoblauch: 2 Zehen

Geriebener Käse (Parmesan

oder was auch immer Sie mögen): 50g
(optional)

Extra natives Olivenöl: 4 Esslöffel

Salz und Pfeffer:

**Vorbereitung:**

Den Spinat in kochendem Wasser einige Minuten kochen, abgießen und unter kaltem Wasser abkühlen lassen. In einem Mixer den gekochten Spinat, die Walnüsse, den Knoblauch, den geriebenen Käse (falls verwendet), das native Olivenöl extra, Salz und Pfeffer glatt rühren. Die Vollkornnudeln nach Packungsanweisung in reichlich Salzwasser kochen und anschließend al dente abgießen. In einer Pfanne die abgetropften Nudeln mit dem Spinat-Walnuss-Pesto vermengen. Alles einige Minuten lang bei mittlerer bis niedriger Hitze anbraten, um die Aromen gut zu vermischen. Heiß servieren und nach Belieben einen Spritzer natives Olivenöl extra und eine Prise geriebenen Käse hinzufügen.

# GEMÜSE-COUSCOUS

**Zubereitungszeit: 15 Minuten**

**Kochzeit: 18 Minuten**

**Dosierungen für 4 Personen**

**Zutaten:**

**Couscous: 300g**

**Zucchini: 2**

**Paprika: 2**

**Karotten: 2**

**Zwiebel: 1**

**Knoblauch: 2 Zehen**

**Gemüsebrühe: 500 ml**

**Extra natives Olivenöl: 2 Esslöffel**

**Kurkumapulver: 1 Teelöffel**

**Salz und Pfeffer nach Geschmack**

Vorbereitung:

Zucchini, Paprika und Karotten in Würfel schneiden. Zwiebel und Knoblauch fein hacken. In einer großen Pfanne das native Olivenöl extra erhitzen und die Zwiebel und den Knoblauch goldbraun braten. Das gehackte Gemüse hinzufügen und einige Minuten kochen lassen. Gemüsebrühe hinzufügen, aufkochen lassen, dann Couscous und Kurkuma dazugeben. Decken Sie den Topf mit einem Deckel ab, stellen Sie den Herd ab und lassen Sie ihn 10 Minuten ruhen, damit der Couscous die Brühe aufnimmt und aufquillt. Sobald es fertig ist, lockern Sie es mit einer Gabel auf, damit es leicht und luftig wird. Mit Salz und Pfeffer abschmecken und heiß als Hauptgericht oder Beilage servieren.

# QUINOA SAUTIERTES MIT ZUCCHINI UND KIRSCHTOMATEN

Zubereitungszeit: 15 Minuten

Kochzeit: 15 Minuten

Dosierungen für 4 Personen

Zutaten:

Quinoa: 300g

Zucchini: 2

Kirschtomaten: 200g

Zwiebel: 1

Knoblauch: 2 Zehen

Frische Petersilie:

2 Esslöffel fein gehackt

Extra natives Olivenöl: 2 Esslöffel

Zitronensaft: 1 Zitrone, Salz und Pfeffer:

Vorbereitung:

Quinoa unter fließendem Wasser in einem feinen Sieb abspülen. Kochen Sie den Quinoa gemäß den Anweisungen auf der Packung, lassen Sie ihn dann abtropfen und stellen Sie ihn beiseite. Die Zucchini in Würfel schneiden, die Kirschtomaten halbieren und die Zwiebel und den Knoblauch fein hacken. In einer großen Pfanne das native Olivenöl extra erhitzen und die Zwiebel und den Knoblauch goldbraun braten. Zucchini und Kirschtomaten in die Pfanne geben und kochen, bis sie weich sind. Den gekochten Quinoa mit dem Gemüse in die Pfanne geben und gut vermischen. Mit Salz und Pfeffer würzen. Den Zitronensaft über Quinoa und Gemüse auspressen, mit fein gehackter frischer Petersilie bestreuen und alles gut vermischen. Heiß als Hauptgericht oder Beilage servieren.

# GERICHTE AUF HÜLSENFRUCHTBASIS

## NUDELN UND KICHERERBSEN MIT FRISCHEN KIRSCHTOMATEN

**Zubereitungszeit: 15 Minuten**

**Kochzeit: 20/25 Minuten**

**Dosierungen für 4 Personen**

**Zutaten:**

**Gekochte oder eingemachte Kichererbsen: 400 g, Kirschtomaten: 250g**

**Kurze Nudeln (wie Mezze).**

**Stifte, Finger usw.): 320g**

**Zwiebel: 1 Knoblauch: 2 Zehen**

**Frischer Rosmarin: 1 Zweig**

**Frische Chilischote (optional): nach Geschmack**

**Extra natives Olivenöl: 3 Esslöffel**

Salz und Pfeffer:

Vorbereitung:

Zwiebel, Knoblauch und Chili (falls verwendet) fein hacken. Die Kirschtomaten halbieren. In einem großen Topf das native Olivenöl extra erhitzen und die Zwiebel, den Knoblauch und die Chili (falls verwendet) goldbraun braten. Die Kirschtomaten und den frischen Rosmarin in den Topf geben und etwa 5 Minuten kochen lassen, bis die Kirschtomaten beginnen, ihren Saft abzugeben. Geben Sie die Kichererbsen (abgespült und abgetropft, wenn sie aus der Dose sind) und etwa 1 Liter Wasser in den Topf. Aufkochen lassen, dann die Hitze reduzieren und bei mittlerer Hitze etwa 1015 Minuten köcheln lassen. Geben Sie die Nudeln in den Topf und kochen Sie weiter, bis sie al dente sind und den größten Teil der Flüssigkeit aufgesogen haben. Bei Bedarf Salz und Pfeffer hinzufügen. Heiß servieren, eventuell mit einem Spritzer nativem Olivenöl extra über jede Portion.

# GESCHMORTE LINSEN MIT GEMÜSE

**Zubereitungszeit: 15 Minuten**

**Kochzeit: 30/40 Minuten**

**Dosierungen für 4 Personen**

**Zutaten:**

**Getrocknete Linsen: 300g**

**Karotten: 2**

**Sellerie: 2 Stangen**

**Zwiebel: 1**

**Reife Tomaten: 2**

**Gemüsebrühe oder Wasser: 1 Liter**

**Extra natives Olivenöl: 2 Esslöffel**

**Lorbeerblätter: 23 Blätter**

**Frischer Thymian (optional): 1 Zweig**

**Salz und Pfeffer:**

Vorbereitung:

**Karotten, Sellerie, Zwiebeln und Tomaten putzen und würfeln. In einer Pfanne das native Olivenöl extra erhitzen und die Zwiebel anbraten, bis sie glasig wird. Karotten und Sellerie hinzufügen und einige Minuten kochen, bis sie weich sind. Gehackte Tomaten, Linsen, Lorbeerblatt, Thymian (falls verwendet) und Gemüsebrühe oder Wasser hinzufügen. Zum Kochen bringen, dann die Hitze reduzieren und bei mittlerer bis niedriger Hitze etwa 30 bis 40 Minuten kochen lassen oder bis die Linsen weich sind und den größten Teil der Flüssigkeit aufgesogen haben. Mit Salz und Pfeffer abschmecken und heiß als Hauptgericht oder Beilage servieren.**

# SCHWARZEN BOHNEN MAIS SALAT

Zubereitungszeit: 15 Minuten

Kochzeiten: Keine

Dosierungen für 4 Personen

Zutaten:

Schwarze Bohnen (aus der Dose, abgetropft): 400 g

Zuckermais (in der Dose, abgetropft): 200 g

Kirschtomaten: 250g

Frische rote Chilischote: 1 (optional)

Rote Zwiebel: 1

Frischer Koriander: 3 Esslöffel fein gehackt

Limettensaft: 1 Limette

Extra natives Olivenöl: 3 Esslöffel

Salz und Pfeffer nach Geschmack

**Vorbereitung:**

Schwarze Bohnen und Mais abgießen und unter fließendem Wasser abspülen. Die Kirschtomaten halbieren und die rote Zwiebel fein hacken. Falls gewünscht, die frische rote Chilischote hacken und die Kerne entfernen, um sie weniger scharf zu machen. In einer großen Schüssel die schwarzen Bohnen, den Mais, die Kirschtomaten, die roten Zwiebeln, die Chilischote (falls verwendet) und den gehackten frischen Koriander vermischen. Den Salat mit Limettensaft, nativem Olivenöl extra, Salz und Pfeffer würzen. Alle Zutaten gut vermischen. Lassen Sie den Salat vor dem Servieren mindestens 30 Minuten im Kühlschrank ruhen, damit sich die Aromen besser vermischen. Kalt servieren.

# MEDITERRANE BOHNENNUDELN

Zubereitungszeit: 15 Minuten

Kochzeit: 25/30 Minuten

Dosierungen für 4 Personen

Zutaten:

Cannellini-Bohnen (oder eine andere Sorte a

Genuss, gekocht oder aus der Dose): 400g

Kurze Nudeln (wie Ditalini,

halbe Penne usw.): 320g

Reife Tomaten: 3

Zwiebel: 1 Knoblauch: 2 Zehen

Frischer Rosmarin: 1 Zweig

Gemüsebrühe oder Wasser: 1 Liter

Extra natives Olivenöl: 3 Esslöffel

Salz und Pfeffer nach Geschmack

**Vorbereitung:**

Zwiebel und Knoblauch fein hacken. Die Tomaten in Würfel schneiden. In einem großen Topf das native Olivenöl extra erhitzen und den Knoblauch und die Zwiebel goldbraun braten. Die gehackten Tomaten, Cannellini-Bohnen und frischen Rosmarin in den Topf geben. Gut mischen. Gemüsebrühe oder Wasser in den Topf geben und zum Kochen bringen. Fügen Sie die kurzen Nudeln hinzu und kochen Sie sie gemäß den auf der Packung angegebenen Zeiten oder bis sie al dente sind und die Flüssigkeit aufgesogen haben. Bei Bedarf Salz und Pfeffer hinzufügen. Heiß servieren, eventuell mit einem Spritzer nativem Olivenöl extra über jede Portion garnieren.

# GERICHTE AUF GEMÜSEBASIS

## ZUCCHINI-AUBERGINEN-LASAGNE

**Zubereitungszeit: 30 Minuten**

**Kochzeit: 45/50 Minuten**

**Dosierungen für 4 Personen**

**Zutaten:**

**Zucchini: 3**

**Aubergine: 2**

**Nudeln für Lasagne: 200g**

**Geschälte Tomaten: 400g**

**Zwiebel: 1**

**Knoblauch: 2 Zehen**

**Extra natives Olivenöl: 3 Esslöffel**

Geriebener Käse (Parmesan

oder etwas anderes nach Geschmack): 100g

Mozzarella: 200g

Frisches Basilikum: 10 Blätter

Salz und Pfeffer nach Geschmack

Vorbereitung:

Zucchini und Auberginen der Länge nach in lange, dünne Scheiben schneiden. In einer beschichteten Pfanne die Zucchini- und Auberginenscheiben grillen, bis sie weich sind. Beiseite legen. Zwiebel und Knoblauch fein hacken. In einer Pfanne das native Olivenöl extra erhitzen und die Zwiebel und den Knoblauch goldbraun braten. Die geschälten Tomaten und das Basilikum dazugeben, mit Salz und Pfeffer würzen und 1015 Minuten bei mittlerer Hitze kochen. Den Backofen auf 180°C vorheizen.

Beginnen Sie in einer Backform mit dem Zusammenstellen der Lasagne, indem Sie abwechselnd Zucchini, Auberginen, Lasagne-Nudeln, Tomatensauce und geriebenen Käse schichten. Fahren Sie fort, bis Ihnen die Zutaten ausgehen, und stellen Sie sicher, dass die letzte Schicht aus Soße und Käse besteht. Den Mozzarella in Würfel schneiden und auf dem geriebenen Käse verteilen. Decken Sie die Pfanne mit Folie ab und backen Sie sie etwa 3035 Minuten lang. Entfernen Sie die Folie und kochen Sie weitere 1520 Minuten, bis die Oberfläche goldbraun ist. Vor dem Servieren einige Minuten ruhen lassen.

# ZUCCHINI-SPAGHETTI MIT AVOCADO-PESTO

**Zubereitungszeit: 15 Minuten**

**Kochzeiten: Keine**

**Dosierungen für 4 Personen**

**Zutaten:**

**Zucchini: 4**

**Reife Avocado: 1**

**Frisches Basilikum: 20 Blätter**

**Walnüsse oder Pinienkerne: 50g**

**Zitronensaft: 1 Zitrone**

**Knoblauch: 1 Zehe**

**Extra natives Olivenöl: 4 Esslöffel**

**Salz und Pfeffer nach Geschmack**

**Vorbereitung:**

Mit einem Spiralschneider oder Kartoffelschäler Zucchini-Spaghetti zubereiten. Beiseite legen. In einem Mixer Avocado, Basilikum, Walnüsse oder Pinienkerne, Zitronensaft, Knoblauch, natives Olivenöl extra, Salz und Pfeffer vermischen. Die Zutaten glatt rühren und bei Bedarf noch mehr Öl hinzufügen. In einer großen Pfanne die Zucchininudeln bei mittlerer Hitze etwa 23 Minuten lang erhitzen, ohne sie zu verkochen. Das Avocadopesto dazugeben, gut vermischen und weitere 12 Minuten kochen, bis die Spaghetti gut gewürzt sind. Heiß servieren.

# PAPRIKA GEFÜLLTE MIT REIS UND GEMÜSE

**Zubereitungszeit: 30 Minuten**

**Kochzeit: 40/45 Minuten**

**Dosierungen für 4 Personen**

**Zutaten:**

**Große Paprika: 4**

**Brauner Reis: 200g**

**Zucchini: 2**

**Karotten: 2**

**Zwiebel: 1**

**Knoblauch: 2 Zehen**

**Reife Tomaten: 2**

**Frische Petersilie: 3**

**Esslöffel fein gehackt**

Extra natives Olivenöl: 4 Esslöffel

Geriebener Käse (nach Geschmack): 50 g

Salz und Pfeffer nach Geschmack

Vorbereitung:

Schneiden Sie die Oberseite der Paprika ab (wie eine Kappe) und entfernen Sie die Kerne und inneren Fäden. Beiseite legen. Braunen Reis nach Packungsanleitung kochen. Zucchini, Karotten, Zwiebeln und Tomaten in kleine Würfel schneiden. In einer Pfanne das native Olivenöl extra erhitzen und die Zwiebel und den Knoblauch goldbraun braten. Zucchini, Karotten und Tomaten in die Pfanne geben und etwa 10–15 Minuten kochen, bis das Gemüse weich ist.

Den gekochten Reis mit dem Gemüse
vermischen, gehackte frische Petersilie,
geriebenen Käse (falls verwendet), Salz und
Pfeffer hinzufügen. Alles gut vermischen.
Füllen Sie die Paprika mit der Reis-Gemüse-
Mischung. Legen Sie die Paprika in eine
Backform, bedecken Sie sie mit den zuvor
geschnittenen „Hüten" und backen Sie sie
4045 Minuten lang bei 180 °C, bis die
Paprika weich und auf der Oberfläche leicht
golden sind.

# OFENKARTOFFELN MIT SPINAT UND KÄSE

Zubereitungszeit: 20 Minuten

Kochzeit: 40/45 Minuten

Dosierungen für 4 Personen

Zutaten:

Große Kartoffeln: 4

Frischer Spinat: 300g

Geriebener Käse (Parmesan,

Pecorino oder etwas anderes nach Geschmack): 100g

Knoblauch: 2 Zehen

Extra natives Olivenöl: 3 Esslöffel

Butter: 2 Esslöffel

Salz und Pfeffer nach Geschmack

Vorbereitung:

Den Backofen auf 200°C vorheizen. Die

Kartoffeln gut waschen, trocknen und die Oberfläche tief einschneiden. Kochen Sie die ganzen Kartoffeln etwa 40/45 Minuten lang im Ofen oder bis sie innen weich und die Schale knusprig sind. In der Zwischenzeit das native Olivenöl extra in einer Pfanne erhitzen und den fein gehackten Knoblauch anbraten. Frischen Spinat hinzufügen und kochen, bis er zusammengefallen ist. Salz und Pfeffer nach Geschmack. Nach dem Garen die Kartoffeln halbieren, mit Hilfe eines Löffels einen Teil des inneren Fruchtfleisches entfernen und in eine Schüssel geben. Das Kartoffelmark mit Spinat, geriebenem Käse und Butter vermischen. Füllen Sie die Hälfte der Kartoffeln mit der erhaltenen Mischung. Legen Sie die gefüllten Kartoffeln wieder in die Pfanne und garen Sie sie im vorgeheizten Ofen bei 180 °C etwa 15–20 Minuten lang oder bis der Käse geschmolzen und an der Oberfläche leicht goldbraun ist. Heiß servieren.

# GERICHTE MIT FISCH

## VOLLKORN-SPAGHETTI MIT MUSCHELN

Zubereitungszeit: 15 Minuten

Kochzeit: 15/20 Minuten

Dosierungen für 4 Personen

Zutaten:

Vollkornspaghetti: 400g

Geschälte Muscheln: 500g

Knoblauch: 3 Zehen

Frische Petersilie: 4

Esslöffel fein gehackt

Frische Chilischote (optional): 1

Trockener Weißwein: 120 ml

Extra natives Olivenöl: 4 Esslöffel

Salz nach Geschmack

**Vorbereitung:**

Bringen Sie einen Topf mit Salzwasser zum Kochen, um die Vollkornspaghetti gemäß der Packungsanleitung zu kochen. In einer großen Pfanne das native Olivenöl extra bei mittlerer bis niedriger Hitze erhitzen. Den gehackten Knoblauch und, falls gewünscht, die in dünne Scheiben geschnittene frische Chili dazugeben und anbraten, bis der Knoblauch goldbraun ist. Die geschälten Muscheln in die Pfanne geben und mit dem Weißwein ablöschen. Mit einem Deckel abdecken und bei mittlerer Hitze kochen, bis sich die Muscheln öffnen. Die Vollkorn-Spaghetti al dente abgießen, dabei etwas Kochwasser auffangen. Die Spaghetti zu den Muscheln in die Pfanne geben und die gehackte frische Petersilie hinzufügen. Gut vermischen und bei Bedarf etwas Nudelkochwasser hinzufügen, um alles zu vermischen. Heiß servieren, mit etwas nativem Olivenöl extra und frischer Petersilie zum Dekorieren.

# IN FOLIE GEBACKENES LACHSFILET MIT GEMÜSE

Zubereitungszeit: 20 Minuten

Kochzeit: 20/25 Minuten

Dosierungen für 4 Personen

Zutaten:

Lachsfilets:

4 (je ca. 150g)

Zucchini: 2

Tomaten: 4

Zitrone: 1

Frischer Rosmarin: 4 Zweige

Frische Petersilie: 4 Esslöffel fein gehackt

Salz und Pfeffer nach Geschmack

Backpapier oder Alufolien: 4

Vorbereitung:

Den Backofen auf 200°C vorheizen. Die Zucchini in Scheiben schneiden und die Tomaten und die Zitrone in dünne Scheiben schneiden. Schneiden Sie vier Blätter Backpapier oder Aluminiumfolie aus (eines für jedes Lachsfilet). Auf jedem Blatt Backpapier oder Alufolie ein Bett aus Zucchini und Tomaten anrichten. Auf jedes Bett ein Lachsfilet legen. Die Lachsfilets mit Salz, Pfeffer, gehackter frischer Petersilie und frischem Rosmarin würzen. Zitronenscheiben darüber geben. Verschließen Sie die Päckchen sorgfältig, sodass Taschen entstehen, und legen Sie sie auf ein Backblech. Backen Sie die Päckchen mit dem Lachs etwa 20/25 Minuten lang oder bis der Lachs den gewünschten Garpunkt erreicht hat. Heiß direkt in Folie servieren, um Geschmack und Weichheit zu bewahren.

# THUNFISCHSALAT MIT WEISSER BOHNEN

Zubereitungszeit: 15 Minuten

Kochzeiten: Keine

Dosierungen für 4 Personen

Zutaten:

Thunfisch in Öl (abgetropft): 250g

Weiße Bohnen (gekocht o

aus der Dose, abgetropft): 400g

Kirschtomaten: 200g

Rote Zwiebel: 1

Schwarze Oliven: 50g

Frische Petersilie: 3 Esslöffel

fein gehackt

Extra natives Olivenöl: 3 Esslöffel

Zitronensaft: 1 Zitrone

Salz und Pfeffer nach Geschmack

Vorbereitung:

Die Kirschtomaten halbieren und die rote Zwiebel fein hacken. In einer großen Schüssel den abgetropften Thunfisch in Öl, die abgetropften weißen Bohnen, die Kirschtomaten, die roten Zwiebeln, die schwarzen Oliven und die gehackte frische Petersilie vermischen. Den Salat mit nativem Olivenöl extra, Zitronensaft, Salz und Pfeffer würzen. Alle Zutaten gut vermischen. Lassen Sie den Salat vor dem Servieren mindestens 30 Minuten im Kühlschrank ruhen, damit sich die Aromen besser vermischen. Kalt servieren.

# RISOTTO MIT GARNELEN UND ZUCCHINI

Zubereitungszeit: 10 Minuten

Kochzeit: 20/25 Minuten

Dosierungen für 4 Personen

Zutaten:

Arborio- oder Carnaroli-Reis: 320 g

Geschälte Garnelen: 300g

Zucchini: 2

Zwiebel: 1

Gemüsebrühe: 1,5 Liter

Trockener Weißwein: 120 ml

Butter: 50g

Extra natives Olivenöl: 2 Esslöffel

Geriebener Käse (Parmesan

oder etwas anderes nach Geschmack): 50g
Salz und Pfeffer: nach Geschmack

**Vorbereitung:**

Die Gemüsebrühe in einem Topf erhitzen und bei schwacher Hitze warm halten. In einer großen Pfanne das native Olivenöl extra erhitzen und die gehackte Zwiebel hinzufügen. Die Zwiebel bei mittlerer Hitze anbraten. Den Reis dazugeben und einige Minuten rösten, bis er glasig ist. Mit Weißwein ablöschen und den Alkohol verdunsten lassen. Die in kleine Würfel geschnittenen Zucchini und die geschälten Garnelen in den Topf geben. Gut mischen. Fügen Sie nach und nach die heiße Brühe hinzu, eine Kelle nach der anderen, rühren Sie ständig um und warten Sie, bis sie aufgesogen ist, bevor Sie weitere hinzufügen. Kochen Sie das Risotto 18/20 Minuten lang weiter und probieren Sie, um zu überprüfen, ob der Reis gar ist. Wenn der Reis al dente ist, vom Herd nehmen und Butter und geriebenen Käse unterrühren. Salz und Pfeffer je nach Geschmack anpassen. Heiß servieren.

# GERICHTE AUF TOFU- ODER SEITAN-BASIS

## VEGETARISCHES PAD THAI MIT TOFU

**Zubereitungszeit: 20 Minuten**

**Kochzeit: 15 Minuten**

**Dosierungen für 4 Personen**

**Zutaten:**

**Reisnudeln: 300g**

**Tofu: 300g**

**Rote Zwiebel: 1**

**Karotten: 2**

**Zucchini: 2**

**Sojasprossen: 100g**

**Gehackte Erdnüsse: 50g**

**Sojasauce: 4 Esslöffel**

**Limettensaft: 2 Limetten**

Brauner Zucker: 2 Esslöffel

Sesamöl: 2 Esslöffel

Pflanzenöl: 3 Esslöffel

Salz und Pfeffer nach Geschmack

Vorbereitung:

Reisnudeln nach Packungsanleitung zubereiten. Den Tofu in Würfel schneiden und in einer Pfanne mit etwas Pflanzenöl goldbraun anbraten. Beiseite legen. In einer großen Pfanne das Sesamöl erhitzen und die fein geschnittenen roten Zwiebeln, Julienne-Karotten und Zucchini anbraten. Fügen Sie die Sojasprossen und das Ei (falls verwendet) hinzu und rühren Sie gut um, um das Ei zu kochen. Fügen Sie die zuvor gekochten Reisnudeln, den sautierten Tofu, die Sojasauce, den Limettensaft und den braunen Zucker hinzu. Rühren Sie weiter, bis alle Zutaten gut vermischt und erhitzt sind. Servieren Sie das Pad Thai heiß, mit gehackten Erdnüssen bestreut und mit Limettenspalten garniert.

# SEITAN GEBRATEN MIT KNACKIGEM GEMÜSE

Zubereitungszeit: 15 Minuten

Kochzeit: 15 Minuten

Dosierungen für 4 Personen

Zutaten:

Seitan: 400g

Paprika (verschiedene Farben): 2

Zucchini: 2

Zwiebel: 1

Sojasauce: 4 Esslöffel

Knoblauch: 2 Zehen

Geriebener frischer Ingwer: 1 EL

Pflanzenöl: 3 Esslöffel

Sesamsamen: 1 EL

Salz und Pfeffer nach Geschmack

Vorbereitung:

Den Seitan in dünne Scheiben schneiden. Paprika, Zucchini und Zwiebel in Julienne-Streifen schneiden. In einer großen Pfanne das Pflanzenöl erhitzen und den gehackten Knoblauch und den geriebenen Ingwer goldbraun braten. Den Seitan hinzufügen und einige Minuten anbraten. Zwiebeln, Paprika und Zucchini dazugeben und gut vermischen. Fügen Sie die Sojasauce hinzu und braten Sie bei starker Hitze weiter, bis das Gemüse knusprig, aber zart ist. Vor dem Servieren mit Sesamkörnern bestreuen. Heiß servieren.

# GEBACKENE SEITAN PAPRIKA SPIESSE

Zubereitungszeit: 20 Minuten

Kochzeit: 15/20 Minuten

Dosierungen für 4 Personen

Zutaten:

Seitan: 400g

Paprika (verschiedene Farben): 2

Zwiebel: 1

Extra natives Olivenöl: 3 Esslöffel

Zitronensaft: 2 Esslöffel

Getrockneter Oregano: 1 Teelöffel

Salz und Pfeffer nach Geschmack

Spießstäbchen (früher

in Wasser eingeweicht, um ein Anbrennen zu verhindern)

Vorbereitung:

Den Seitan in Würfel schneiden und die Paprika und Zwiebeln in große Stücke schneiden. In einer Schüssel das native Olivenöl extra, Zitronensaft, Oregano, Salz und Pfeffer vermischen. Abwechselnd Seitan-, Paprika- und Zwiebelwürfel auf die Spieße stecken. Ordnen Sie die Spieße auf einem Backblech an und bestreichen Sie alle Spieße mit der zuvor vorbereiteten Marinade. Im vorgeheizten Backofen bei 200 °C 15–20 Minuten backen oder bis Seitan und Gemüse goldbraun sind. Heiß servieren.

# TOFU IN TERIYAKI-SAUCE MIT BASMATIREIS

Zubereitungszeit: 15 Minuten

Kochzeit: 30 Minuten

Dosierungen für 4 Personen

Zutaten:

Tofu: 400g

Basmatireis: 300g

Teriyaki-Sauce: 120 ml

Knoblauch: 2 Zehen

Pflanzenöl: 2 Esslöffel

Schalotte: 1

Sesamsamen: 1 EL

Frische Petersilie: 2 Esslöffel

fein gehackt, Salz und Pfeffer: nach Geschmack

**Vorbereitung:**

Schneiden Sie den Tofu in Würfel und lassen Sie ihn abtropfen, um überschüssiges Wasser zu entfernen. In einer Pfanne das Pflanzenöl erhitzen und den gehackten Knoblauch und die dünn geschnittenen Schalotten goldbraun braten. Den Tofu in die Pfanne geben und von allen Seiten goldbraun braten. Die Teriyaki-Sauce zum Tofu geben und einige Minuten weiterkochen, bis der Tofu gut mit der Sauce bedeckt ist. In der Zwischenzeit den Basmatireis nach Packungsanleitung kochen. Servieren Sie den Tofu in scharfer Teriyaki-Sauce, bestreut mit Sesamkörnern und gehackter Petersilie, begleitet von gekochtem Basmatireis.

## GEMISCHTES GEMÜSE CURRY MIT BASMATIREIS

**Zubereitungszeit: 20 Minuten**

**Kochzeit: 30 Minuten**

**Dosierungen für 4 Personen**

**Zutaten:**

**Basmatireis: 300g**

**Gemischtes Gemüse (Zucchini, Karotten, Paprika, Blumenkohl usw.): 500g**

**Zwiebel: 1**

**Knoblauch: 2 Zehen**

**Frischer Ingwer gerieben: 1 EL**

Kokosmilch: 400 ml

Currypulver: 2 EL

Pflanzenöl: 2 Esslöffel

Kreuzkümmelsamen: 1 TL

Frische Petersilie: 2 Esslöffel fein gehackt

Salz und Pfeffer nach Geschmack

Vorbereitung:

Den Basmatireis nach Packungsanleitung kochen. Das Gemüse in Würfel oder Scheiben schneiden, die Zwiebel in dünne Scheiben schneiden und den Knoblauch fein hacken. In einem großen Topf das Pflanzenöl erhitzen und die Kreuzkümmelsamen, den Knoblauch, den Ingwer und die Zwiebel hinzufügen. Goldbraun braten. Fügen Sie das Gemüse hinzu und kochen Sie es einige Minuten lang, bis es weich wird.

Das Currypulver dazugeben, gut vermischen und mit der Kokosmilch aufgießen. Zum Kochen bringen, dann die Hitze reduzieren und bei mittlerer Hitze etwa 15/20 Minuten kochen lassen, oder bis das Gemüse gar ist. Salz und Pfeffer je nach Geschmack anpassen. Servieren Sie das gemischte Gemüsecurry heiß, begleitet von gekochtem Basmatireis.

# SUSHI-SCHÜSSEL MIT LACHS-AVOCADO

**Zubereitungszeit: 25 Minuten**

**Kochzeiten: Keine**

**Dosierungen für 4 Personen**

**Zutaten:**

**Sushi-Reis oder Rundkornreis: 300 g**

**Frischer Lachs (roh): 300g**

**Reife Avocado: 2**

**In dünne Streifen geschnittene Nori-Algen: 4 Blatt**

**Sojasauce: 4 Esslöffel**

**Reisessig: 2 Esslöffel**

**Geröstete Sesamkörner: 2 Esslöffel**

**Getrocknete Wakame-Algen (optional): 50 g**

**Vorbereitung:**

Den Sushi-Reis nach Packungsanleitung
kochen. Sobald es fertig ist, den Reisessig
hinzufügen und gut vermischen. Den Lachs
in Würfel und die Avocado in Scheiben
schneiden. Den Reis auf Serviertellern
verteilen und den gewürfelten rohen Lachs,
die Avocadoscheiben und die Nori-
Algenstreifen darauf anrichten. Falls
gewünscht, getrocknete Wakame-Algen
hinzufügen. Mit gerösteten Sesamkörnern
bestreuen und mit Sojasauce als Beilage
servieren, falls Sie das Gericht noch weiter
würzen möchten.

# GEMÜSEPFANNE NACH CHINESISCHER ART

Zubereitungszeit: 15 Minuten

Kochzeit: 10/15 Minuten

Dosierungen für 4 Personen

Zutaten:

Brokkoli: 200g

Pilze (Champignon oder Shiitake): 200 g

Paprika (verschiedene Farben): 2

Karotten: 2 Zwiebeln: 1

Sojasauce: 4 Esslöffel

Geriebener frischer Ingwer: 1 EL

Knoblauch: 2 Zehen

Sesamöl: 2 Esslöffel

Pflanzenöl: 2 Esslöffel

Sesamsamen: 1 EL

Salz und Pfeffer nach Geschmack

Vorbereitung:

Schneiden Sie Gemüse (Brokkoli, Pilze, Paprika, Karotten und Zwiebeln) je nach Geschmack in Stücke oder Scheiben. In einer großen Pfanne oder einem Wok das Pflanzenöl erhitzen und den gehackten Knoblauch und den geriebenen frischen Ingwer hinzufügen. Goldbraun braten. Das gehackte Gemüse dazugeben und gut vermischen. Fügen Sie die Sojasauce hinzu und kochen Sie bei starker Hitze 10–15 Minuten unter gelegentlichem Rühren weiter, bis das Gemüse gar ist, aber knusprig bleibt. Wenn es fast gar ist, das Sesamöl und die Sesamkörner hinzufügen. Salz und Pfeffer je nach Geschmack anpassen. Servieren Sie das chinesische Gemüse heiß als Beilage oder Hauptgericht.

# QUINOA-GEMÜSE-WOK

**Zubereitungszeit: 15 Minuten**

**Kochzeit: 15/20 Minuten**

**Dosierungen für 4 Personen**

**Zutaten:**

**Quinoa: 300g**

**Paprika (verschiedene Farben): 2**

**Zucchini: 2**

**Zwiebel: 1**

**Karotten: 2**

**Sojasauce: 4 Esslöffel**

**Sesamöl: 2 Esslöffel**

**Knoblauch: 2 Zehen**

**Geriebener frischer Ingwer: 1 EL**

**Pflanzenöl: 2 Esslöffel**

Sesamsamen: 1 EL

Salz und Pfeffer nach Geschmack

Vorbereitung:

Bereiten Sie die Quinoa gemäß den Anweisungen auf der Packung zu. Schneiden Sie das Gemüse (Paprika, Zucchini, Zwiebeln und Karotten) in Stücke oder Scheiben. In einem Wok oder einer großen Pfanne das Pflanzenöl erhitzen und den gehackten Knoblauch und den geriebenen frischen Ingwer hinzufügen. Goldbraun braten. Das gehackte Gemüse dazugeben und gut vermischen. Die Sojasauce hinzufügen und bei starker Hitze 10–15 Minuten weiterkochen, dabei gelegentlich umrühren. Den gekochten Quinoa mit dem Gemüse in den Wok geben, gut vermischen und weitere 5 Minuten kochen lassen. Wenn es fast gar ist, das Sesamöl und die Sesamkörner hinzufügen. Salz und Pfeffer je nach Geschmack anpassen. Servieren Sie den Quinoa-Gemüse-Wok heiß als Hauptgericht oder Beilage.

## VOLLKORN-NUDELSALAT MIT GETROCKNETEN TOMATEN

**Zubereitungszeit: 15 Minuten**

**Kochzeit: 10/12 Minuten**

**Dosierungen für 4 Personen**

**Zutaten:**

**Vollkornnudeln nach Geschmack: 400g**

**Getrocknete Tomaten: 100g**

**Frischer Rucola: 100g**

**Entkernte schwarze Oliven: 50 g**

**Feta-Käse: 100g**

**Extra natives Olivenöl: 3 Esslöffel**

**Balsamico-Essig: 2 Esslöffel**

**Frisches Basilikum: 1 Bund**

**Salz und Pfeffer nach Geschmack**

**Vorbereitung:**

Vollkornnudeln in kochendem Salzwasser nach Packungsanweisung kochen. Al dente abgießen und abkühlen lassen. Die getrockneten Tomaten in kleine Stücke schneiden und die schwarzen Oliven hacken. Das frische Basilikum ebenfalls hacken. In einer großen Schüssel Vollkornnudeln, sonnengetrocknete Tomaten, schwarze Oliven, frischen Rucola und Basilikum vermischen. Den Feta-Käse darüberbröckeln. Bereiten Sie die Vinaigrette vor, indem Sie natives Olivenöl extra, Balsamico-Essig, Salz und Pfeffer vermischen. Die Vinaigrette über den Nudelsalat gießen und gut vermischen. Kalt servieren.

# DINKEL MIT GEGRILLTEM GEMÜSE UND FETA

Zubereitungszeit: 15 Minuten

Kochzeit: 20/25 Minuten

Dosierungen für 4 Personen

Zutaten:

Dinkel: 300g

Paprika (verschiedene Farben): 2

Zucchini: 2

Aubergine: 1 Zwiebel: 1

Feta-Käse: 100g

Extra natives Olivenöl: 3 Esslöffel

Balsamico-Essig: 2 Esslöffel

Frische Petersilie: 2 Esslöffel fein gehackt

Salz und Pfeffer nach Geschmack

Vorbereitung:

Den Dinkel nach Packungsanweisung in kochendem Salzwasser kochen. Al dente abgießen und abkühlen lassen. Das Gemüse (Paprika, Zucchini, Auberginen und Zwiebeln) in Scheiben schneiden. Erhitzen Sie einen Grill oder eine beschichtete Pfanne und grillen Sie das Gemüse, bis es gut gegart und gegrillt ist. In einer Schüssel den gekochten Dinkel, das gegrillte Gemüse und die gehackte frische Petersilie vermengen. Den Feta-Käse darüberbröckeln. Bereiten Sie die Vinaigrette vor, indem Sie natives Olivenöl extra, Balsamico-Essig, Salz und Pfeffer vermischen. Die Vinaigrette über den Dinkel und das Grillgemüse gießen und gut vermischen. Je nach Geschmack heiß oder kalt servieren.

# WILDREISSALAT MIT KNACKIGEM GEMÜSE

**Zubereitungszeit: 20 Minuten**

**Kochzeit: 20/25 Minuten**

**Dosierungen für 4 Personen**

**Zutaten:**

**Wildreis: 300g**

**Paprika (verschiedene Farben): 2**

**Zucchini: 2**

**Karotten: 2**

**Zwiebel: 1**

**Mandelblättchen: 50g**

**Extra natives Olivenöl: 3 Esslöffel**

**Apfelessig: 2 Esslöffel**

**Frisches Basilikum: 1 Bund**

**Frische Minze: 1 Bund**

**Salz und Pfeffer nach Geschmack**

**Vorbereitung:**

**Wildreis nach Packungsanleitung in kochendem Salzwasser kochen. Al dente abgießen und abkühlen lassen. Das Gemüse (Paprika, Zucchini, Karotten und Zwiebeln) in Würfel schneiden. In einer Pfanne etwas natives Olivenöl extra erhitzen und das gewürfelte Gemüse anbraten, bis es knusprig, aber zart ist. Die Mandelblättchen dazugeben und gut vermischen. In einer großen Schüssel den abgekühlten Wildreis mit dem knackigen Gemüse vermischen. Bereiten Sie die Vinaigrette vor, indem Sie natives Olivenöl extra, Apfelessig, gehacktes frisches Basilikum und frische Minze, Salz und Pfeffer vermischen. Die Vinaigrette über den Reis-Gemüse-Salat gießen und gut vermischen. Kalt servieren.**

# KALTE SPAGHETTI MIT BASILIKUMPESTO

Zubereitungszeit: 15 Minuten

Kochzeit: 10/12 Minuten

Dosierungen für 4 Personen

Zutaten:

Spaghetti: 400g

Frisches Basilikum: 1 Bund

Mandeln oder Pinienkerne: 50g

Geriebener Parmesan: 50g

Knoblauch: 2 Zehen

Extra natives Olivenöl: 4 Esslöffel

Salz und Pfeffer nach Geschmack

**Vorbereitung:**

Kochen Sie die Spaghetti in kochendem Salzwasser gemäß den Anweisungen auf der Packung. Lassen Sie sie al dente abtropfen und lassen Sie sie abkühlen. Bereiten Sie das Basilikumpesto zu, indem Sie frische Basilikumblätter, Mandeln oder Pinienkerne, geriebenen Käse, Knoblauch, natives Olivenöl extra, Salz und Pfeffer vermischen. Das vorbereitete Pesto über die abgekühlten Spaghetti gießen und gut vermischen, bis die Spaghetti gut mit dem Pesto gewürzt sind. Als Dekoration können Sie vor dem Servieren ein paar ganze frische Basilikumblätter hinzufügen. Kalt servieren.

# TRADITIONELLE GERICHTE NEU INTERPRETIERT

## PENNE ALL'ARRABBIATA MIT FRISCHEN TOMATEN

**Zubereitungszeit: 10 Minuten**

**Kochzeit: 10/12 Minuten**

**Dosierungen für 4 Personen**

**Zutaten:**

**Penne Rigate: 400g**

**Reife Tomaten: 4**

**Frische Chilischote: 1**

**Knoblauch: 2 Zehen**

**Natives Olivenöl extra**

**Oliven: 4 Esslöffel**

Frische Petersilie: 2 Esslöffel

fein gehackt, Salz: nach Geschmack

Vorbereitung:

Kochen Sie die Penne in reichlich Salzwasser gemäß den Anweisungen auf der Packung. Lassen Sie sie al dente abtropfen und stellen Sie sie beiseite. Die Tomaten in Würfel schneiden und die Chili und den Knoblauch fein hacken. In einer Pfanne das native Olivenöl extra erhitzen und den gehackten Knoblauch und die Chilischote hinzufügen. Bei mittlerer Hitze eine Minute braten lassen. Die gewürfelten Tomaten mit dem Knoblauch und der Chilischote in die Pfanne geben. Etwa 5–7 Minuten kochen, bis die Tomaten leicht zerfallen und die Soße dickflüssig wird. Die Penne mit der vorbereiteten Soße in die Pfanne geben, gut vermischen, um sie zu würzen, und die gehackte Petersilie hinzufügen. Heiß servieren, eventuell noch mehr frische Chilis oder Petersilie als Dekoration hinzufügen.

# REISPILAW MIT GEMÜSE DER SAISON

Zubereitungszeit: 15 Minuten

Kochzeit: 15/20 Minuten

Dosierungen für 4 Personen

Zutaten:

Basmatireis oder Langkornreis: 300g

Gemüse der Saison (Zucchini, Paprika, Karotten, Erbsen usw.): 400g

Zwiebel: 1

Gemüsebrühe: 600 ml

Butter oder natives Olivenöl extra

Oliven: 2 Esslöffel

Salz und Pfeffer nach Geschmack

Vorbereitung:

Gemüse (Zucchini, Paprika, Karotten etc.) in Würfel oder Scheiben schneiden. Die Zwiebel fein hacken. In einem Topf Butter oder natives Olivenöl extra erhitzen und die Zwiebel glasig braten. Das gehackte Gemüse mit der Zwiebel in den Topf geben und einige Minuten kochen, bis es zart, aber knusprig ist. Den Reis mit dem Gemüse in den Topf geben und gut vermischen, um die Aromen zu vermischen. Die heiße Gemüsebrühe in die Pfanne gießen, zum Kochen bringen und die Hitze reduzieren. Decken Sie den Topf mit einem Deckel ab und lassen Sie ihn 15–20 Minuten kochen, bis der Reis gar ist und die gesamte Brühe aufnimmt. Salz und Pfeffer je nach Geschmack anpassen. Heiß als Beilage oder Hauptgericht servieren.

# VEGETARISCHE LASAGNE MIT HELLER BÉCHAMELSAUCE

Zubereitungszeit: 30 Minuten

Kochzeit: 40/45 Minuten

Dosierungen für 4 Personen

Zutaten:

Lasagneblätter: 250g

Zucchini: 2

Aubergine: 1

Paprika (verschiedene Farben): 2

Pilze (Champignons oder andere): 200g

Geschälte Tomaten: 400g Zwiebel: 1

Knoblauch: 2 Zehen

Extra natives Olivenöl: 3 Esslöffel

Geriebener Käse: 100g

**Magermilch: 500 ml**

**Mehl: 50g**

**Butter: 50g**

**Muskatnuss: nach Geschmack**

**Salz und Pfeffer nach Geschmack**

**Vorbereitung:**

**Gemüse (Zucchini, Auberginen, Paprika und Pilze) in Scheiben oder Würfel schneiden. In einer Pfanne das native Olivenöl extra erhitzen und den fein gehackten Knoblauch und die Zwiebel anbraten. Das gehackte Gemüse dazugeben und weich kochen. Die geschälten Tomaten dazugeben, mit Salz und Pfeffer würzen und etwa 10/15 Minuten bei mittlerer Hitze kochen, bis das Gemüse gar ist und die Soße dickflüssig ist.**

Bereiten Sie die Béchamelsauce zu: Butter in einer Pfanne schmelzen, Mehl dazugeben und vermischen, dann nach und nach unter ständigem Rühren die Milch dazugießen. Bei schwacher Hitze kochen, bis eine cremige Konsistenz entsteht. Etwas geriebene Muskatnuss, Salz und Pfeffer hinzufügen. In einer Auflaufform abwechselnd Lasagnenudeln, Gemüse und Bechamel schichten. Zum Abschluss eine Schicht Béchamelsauce auftragen und die Oberfläche mit geriebenem Käse bestreuen. Bei 180 °C ca. 3035 Minuten backen oder bis die Oberfläche goldbraun ist. Vor dem Servieren einige Minuten ruhen lassen.

# VOLLKORN-SPAGHETTI MIT TOMATEN UND BASILIKUM

Zubereitungszeit: 15 Minuten

Kochzeit: 10/12 Minuten

Dosierungen für 4 Personen

Zutaten:

Vollkorn-Spaghetti: 400g

Reife Tomaten: 6

Knoblauch: 2 Zehen

Frisches Basilikum: 1 Bund

Natives Olivenöl extra

Oliven: 4 Esslöffel

Salz nach Geschmack

Vorbereitung:

Vollkornspaghetti in kochendem Salzwasser nach Packungsanweisung kochen. Lassen Sie sie al dente abtropfen und stellen Sie sie beiseite. Den Knoblauch schälen und fein hacken. Die Tomaten in Würfel schneiden und das frische Basilikum hacken. In einer Pfanne das native Olivenöl extra erhitzen und den Knoblauch goldbraun braten. Die gehackten Tomaten dazugeben und bei mittlerer Hitze 10/15 Minuten kochen, bis eine dicke Soße entsteht. Den gehackten Basilikum dazugeben und mit Salz würzen. Die Spaghetti zur vorbereiteten Sauce geben, gut vermischen und heiß mit ein paar frischen Basilikumblättern als Dekoration servieren.

## RISOTTO MIT ERDBEEREN UND FRISCHEM THYMIAN

**Zubereitungszeit: 10 Minuten**

**Kochzeit: 20/25 Minuten**

**Dosierungen für 4 Personen**

**Zutaten:**

**Arborio-Reis: 300 g**

**Reife Erdbeeren: 250g**

**Zwiebel: 1**

**Gemüsebrühe: 1L**

**Trockener Weißwein: 120 ml**

**Butter: 50g**

**Geriebener Parmesan: 50g**

**Frischer Thymian: 23 Zweige**

**Extra natives Olivenöl: 2 Esslöffel**

Salz und Pfeffer nach Geschmack

Vorbereitung:

Erdbeeren putzen und in Stücke schneiden. Die Zwiebel fein hacken. In einem Topf die Gemüsebrühe erhitzen. In einer anderen Pfanne das native Olivenöl extra erhitzen, die gehackte Zwiebel hinzufügen und glasig braten. Den Reis hinzufügen und einige Minuten rösten, dann den trockenen Weißwein hinzufügen und den Alkohol verdunsten lassen. Geben Sie jeweils eine Kelle heiße Brühe zum Reis, rühren Sie dabei ständig um und fügen Sie weitere Brühe hinzu, sobald sie aufgesogen ist. Nach der Hälfte der Garzeit des Reises (ca. 10 Minuten) die in Stücke geschnittenen Erdbeeren hinzufügen und das Risotto weiter kochen, bis es al dente ist. Am Ende des Garvorgangs das Risotto mit der Butter vermischen, den geriebenen Parmesan und die frischen Thymianblätter dazugeben. Salz und Pfeffer je nach Geschmack anpassen. Heiß servieren.

# PASTA MIT APFELMUS SAUCE UND GEMÜSEWURST

Zubereitungszeit: 10 Minuten

Kochzeit: 20/25 Minuten

Dosierungen für 4 Personen

Zutaten:

Pasta nach Geschmack (Penne, Fusilli, oder andere kurze Nudeln): 400g

Lab-Äpfel: 2

Gemüsewurst: 200g

Zwiebel: 1

Kochsahne (pflanzlich wenn Sie möchten): 200 ml

Extra natives Olivenöl: 2 Esslöffel

Salz und Pfeffer nach Geschmack

**Vorbereitung:**

Äpfel und Zwiebel in Würfel schneiden. In einer Pfanne das native Olivenöl extra erhitzen, die gehackte Zwiebel hinzufügen und anbraten. Die Äpfel dazugeben und weich kochen. Die gehackte Gemüsewurst in die Pfanne geben und anbraten. Die Kochsahne hinzufügen und bei mittlerer Hitze einige Minuten kochen, bis die Sauce eindickt. In der Zwischenzeit die Nudeln nach Packungsanweisung in reichlich Salzwasser kochen. Lassen Sie es al dente abtropfen und geben Sie es zur Soße in die Pfanne. Die Nudeln gut mit der Soße vermischen und bei mittlerer bis hoher Hitze eine Minute anbraten, um die Aromen zu vermischen. Heiß servieren, eventuell mit frisch gemahlenem Pfeffer als Abschluss hinzufügen.

# BRAUNER REISSALAT MIT MANGO UND AVOCADO

Zubereitungszeit: 15/20 Minuten

Kochzeit: 30/40 Minuten

Dosierungen für 4 Personen

Zutaten:

Brauner Reis: 300g

Reife Mango: 1

Reife Avocado: 2

Rote Zwiebel: 1

Limettensaft: 2 Esslöffel

Frischer Koriander: 1 Bund

Extra natives Olivenöl: 3 Esslöffel

Salz und Pfeffer nach Geschmack

**Vorbereitung:**

Braunen Reis in kochendem Salzwasser nach Packungsanleitung kochen. Al dente abgießen und abkühlen lassen. Mango, Avocado und rote Zwiebel würfeln. Den frischen Koriander fein hacken. In einer großen Schüssel den abgekühlten braunen Reis, die Mango, die Avocado, die roten Zwiebeln und den frischen Koriander vermischen. Limettensaft, natives Olivenöl extra, Salz und Pfeffer hinzufügen. Alle Zutaten vorsichtig vermischen, um die Avocado nicht zu sehr zu zerdrücken. Lassen Sie den Salat vor dem Servieren etwa 30 Minuten im Kühlschrank ruhen, damit sich die Aromen vermischen.

# LINGUINE MIT AVOCADOCREME UND KIRSCHTOMATEN

**Zubereitungszeit: 15/20 Minuten**

**Kochzeit: 10/12 Minuten**

**Dosierungen für 4 Personen**

**Zutaten:**

**Linguine: 400g**

**Reife Avocado: 2**

**Kirschtomaten: 250g**

**Knoblauch: 2 Zehen**

**Frisches Basilikum: 1 Bund**

**Extra natives Olivenöl: 4 Esslöffel**

**Salz und Pfeffer nach Geschmack**

**Vorbereitung:**

**Kochen Sie die Linguine in kochendem Salzwasser gemäß den Anweisungen auf der**

Packung. Lassen Sie sie al dente abtropfen und stellen Sie sie beiseite. In der Zwischenzeit die Avocado-Creme zubereiten: Avocados schälen und entsteinen, in einen Mixer geben und eine Knoblauchzehe, frisches Basilikum, natives Olivenöl extra, Salz und Pfeffer hinzufügen. Mischen, bis eine glatte Creme entsteht. Die Kirschtomaten halbieren und die andere Knoblauchzehe fein hacken. In einer Pfanne etwas natives Olivenöl extra erhitzen, den gehackten Knoblauch hinzufügen und leicht anbraten. Fügen Sie die Kirschtomaten hinzu und kochen Sie sie einige Minuten lang, bis sie beginnen, ihren Saft abzugeben. Die abgetropfte Linguine mit den Kirschtomaten in die Pfanne geben, die vorbereitete Avocadocreme dazugeben und gut vermischen, um alle Aromen zu vermischen. Servieren Sie die Linguine mit einer Prise frisch gemahlenem schwarzem Pfeffer und, falls gewünscht, Basilikumblättern als Garnitur.

# REZEPTE
# ZWEITE GÄNGE

# GEBACKENER LACHS MIT AROMATISCHER KRÄUTERKRUSTE

Zubereitungszeit: 10/15 Minuten

Kochzeit: 15/20 Minuten

Dosierungen für 4 Personen

Zutaten:

Lachsfilets: 4

(ca. 150g pro Stück)

Geriebenes Brot: 100g

Frische aromatische Kräuter

gehackt (Petersilie,

Thymian, Rosmarin, Oregano): 3 Esslöffel

Knoblauch: 2 Zehen, fein gehackt

Abgeriebene Zitronenschale: von 1 Zitrone

Salz und Pfeffer nach Geschmack

Extra natives Olivenöl: 4 Esslöffel

Vorbereitung:

Den Backofen auf 180°C vorheizen. In einer Schüssel Semmelbrösel, gehackte aromatische Kräuter, Knoblauch, geriebene Zitronenschale, Salz, Pfeffer und natives Olivenöl extra vermischen. Die Lachsfilets auf ein mit Backpapier ausgelegtes Backblech legen. Verteilen Sie die Kräuterkruste gleichmäßig auf den Lachsfilets und drücken Sie sie leicht mit den Händen an, damit sie festklebt. Im vorgeheizten Ofen etwa 15–20 Minuten backen oder bis der Lachs gar ist und die Kruste goldbraun und knusprig ist. Heiß servieren, auf Wunsch mit Zitronenscheiben servieren.

# WOLFSBARSCHFILET IN PAPIER MIT GEMÜSE

**Zubereitungszeit: 15/20 Minuten**

**Kochzeit: 20/25 Minuten**

**Dosierungen für 4 Personen**

**Zutaten:**

**Wolfsbarschfilets: 4**

**Zucchini: 2, in dünne Scheiben geschnitten**

**Kirschtomaten: 200 g, halbiert**

**Rote Zwiebel: 1, dünn geschnitten**

**Frische Petersilie: 1 Bund, gehackt**

**Salz und Pfeffer nach Geschmack**

**Aluminiumfolie**

**Vorbereitung:**

Den Backofen auf 180°C vorheizen. Teilen Sie die Wolfsbarschfilets in 4 Portionen und legen Sie jede Portion auf Aluminiumfolie, die groß genug ist, um den Fisch einzuwickeln. Zucchini, Kirschtomaten und Zwiebelscheiben auf jedem Wolfsbarschfilet verteilen. Den Fisch und das Gemüse mit frisch gehackter Petersilie bestreuen. Mit Salz und Pfeffer abschmecken. Verschließen Sie die Aluminiumfolie, um gut verschlossene Verpackungen zu erhalten. Legen Sie die Päckchen auf ein Backblech und garen Sie sie im vorgeheizten Ofen etwa 20–25 Minuten lang oder bis der Wolfsbarsch und das Gemüse gar sind. Öffnen Sie die Verpackungen vorsichtig (achten Sie auf Dampf) und servieren Sie sie heiß direkt in Aluminiumfolie, um die Hitze aufrechtzuerhalten.

# GEGRILLTER THUNFISCH
# MIT ZITRUS SAUCE

**Zubereitungszeit: 15/20 Minuten**

**Kochzeit: 6/8 Minuten**

**Dosierungen für 4 Personen**

**Zutaten:**

**Frische Thunfischfilets:**

**4 (je ca. 150g)**

**Abgeriebene Zitronen- und Orangenschale:**

**aus 1 Zitrone und 1 Orange**

**Zitronen- und Orangensaft:**

**aus 1 Zitrone und 1 Orange**

**Extra natives Olivenöl: 4 Esslöffel**

**Knoblauch: 2 Zehen, fein gehackt**

Frische Petersilie: 2 Esslöffel, gehackt

Salz und Pfeffer nach Geschmack

Vorbereitung:

Den Grill auf mittlere Hitze vorheizen. In einer Schüssel die abgeriebene Zitronen- und Orangenschale, den Zitronen- und Orangensaft, das native Olivenöl extra, den gehackten Knoblauch, die frische Petersilie, Salz und Pfeffer vermischen. Die Thunfischfilets mit der vorbereiteten Marinade bestreichen und ca. 10–15 Minuten marinieren lassen. Grillen Sie die Thunfischfilets 34 Minuten lang auf jeder Seite oder bis sie gar sind, aber innen noch leicht rosa. Während der Thunfisch grillt, können Sie die restliche Marinade in einem kleinen Topf erhitzen, bis sie einkocht und eine dicke Soße entsteht. Den gegrillten Thunfisch mit der vorbereiteten Zitrussauce servieren.

# SPIESSE MIT GARNELEN UND GEMISCHTEM GEMÜSE

Zubereitungszeit: 20/25 Minuten

(Marinade inklusive)

Kochzeit: 810 Minuten

Dosierungen für 4 Personen

Zutaten:

Frisch geschälte Garnelen: 1620

Paprika in verschiedenen Farben: 2, in Würfel geschnitten

Rote Zwiebel: 1, gehackt

Zucchini: 2, in Scheiben geschnitten

Zitronensaft: von 1 Zitrone

Extra natives Olivenöl: 4 Esslöffel

Knoblauch: 2 Zehen, fein gehackt

Salz und Pfeffer nach Geschmack

**Spießstäbchen (Holz oder Metall)**

**Vorbereitung:**

In einer Schüssel Zitronensaft, natives Olivenöl extra, gehackten Knoblauch, Salz und Pfeffer vermischen. Legen Sie die Garnelen in die vorbereitete Marinade und lassen Sie sie etwa 15–20 Minuten im Kühlschrank marinieren. Paprika, Zwiebeln und Zucchini abwechselnd mit den marinierten Garnelen auf die Spieße stecken. Den Grill auf mittlere bis hohe Hitze vorheizen. Die Spieße auf dem heißen Grill 34 Minuten pro Seite grillen, oder bis die Garnelen gar sind und das Gemüse leicht gebräunt ist. Servieren Sie die Spieße heiß mit einem Spritzer frischem Zitronensaft, falls gewünscht.

## NHÄHNCHENBRUST MIT ZITRONE UND SPARGEL

**Zubereitungszeit: 10/15 Minuten**

**Kochzeit: 20/25 Minuten**

**Dosierungen für 4 Personen**

**Zutaten:**

**Hähnchenbrust: 4 Filets**

**Spargel: 1 Bund, harte Teile entfernt**

**Zitronensaft: von 2 Zitronen**

**Abgeriebene Zitronenschale: von 1 Zitrone**

**Knoblauch: 3 Zehen, fein gehackt**

**Frischer Thymian: 2 Esslöffel, gehackt**

**Extra natives Olivenöl: 4 Esslöffel**

Salz und Pfeffer nach Geschmack

Vorbereitung:

Den Backofen auf 200°C vorheizen. In einer
Schüssel Zitronensaft, abgeriebene
Zitronenschale, gehackten Knoblauch,
frischen Thymian, Salz, Pfeffer und natives
Olivenöl extra vermischen.
Hähnchenbrustfilets und Spargel auf einem
Backblech anrichten. Gießen Sie die
vorbereitete Marinade darüber und achten
Sie darauf, dass das Hähnchen und der
Spargel gleichmäßig bedeckt sind. Im
vorgeheizten Ofen etwa 20–25 Minuten
garen oder bis das Hähnchen gar und der
Spargel zart ist. Nach dem Garen können Sie
die Hähnchenbrust mit heißem Spargel
servieren.

# GEBACKENER TRUTHAHN MIT KARTOFFELN UND ROSMARIN

Zubereitungszeit: 20/25 Minuten

(Marinade inklusive)

Kochzeit: 1 Stunde und 15 Minuten

Dosierungen für 4 Personen

Zutaten:

Putenfilet: 800g

1 kg Kartoffeln: 4 mittelgroße, in dicke Scheiben geschnitten

Frischer Rosmarin: 34 Zweige

Knoblauch: 3 Zehen, fein gehackt

Extra natives Olivenöl: 4 Esslöffel

Zitronensaft: von 1 Zitrone

Salz und Pfeffer nach Geschmack

**Vorbereitung:**

In einer Schüssel das native Olivenöl extra, den Zitronensaft, den gehackten Knoblauch, Salz, Pfeffer und frischen Rosmarin vermischen. Das Putenfilet mit dieser Mischung mindestens 15/20 Minuten marinieren. Den Backofen auf 180°C vorheizen. Die Kartoffelscheiben auf einem Backblech anrichten und das marinierte Putenfilet darauf legen. In den Ofen stellen und etwa 1 Stunde, 1 Stunde und 15 Minuten garen, oder bis der Truthahn goldbraun und die Kartoffeln weich sind. Lassen Sie es einige Minuten ruhen, bevor Sie den Truthahn in Scheiben schneiden und mit den Kartoffeln servieren.

## GEBRATENE ENTENBRUST MIT ROTER FRUCHSOSSE

Zubereitungszeit: 15/20 Minuten

(Marinade inklusive)

Kochzeit: 20/25 Minuten

Dosierungen für 4 Personen

Zutaten:

Entenbrust: 4 Filets

Rote Früchte (Erdbeeren, Himbeeren, Blaubeeren): 200g

Balsamico-Essig: 2 Esslöffel

Brauner Zucker: 2 Esslöffel

Rotwein: 1/2 Tasse, Rinderbrühe: 1/2 Tasse

Frischer Rosmarin: 2 Zweige

Salz und Pfeffer nach Geschmack

Vorbereitung:

Den Backofen auf 200°C vorheizen. Die Haut

der Entenfilets leicht einschneiden, dabei das Fleisch nicht anschneiden. Mit Salz und Pfeffer würzen und mindestens 15/20 Minuten marinieren lassen. Den Balsamico-Essig und den braunen Zucker in einer Pfanne erhitzen, bis sich der Zucker aufgelöst hat. Fügen Sie die roten Früchte hinzu und kochen Sie sie einige Minuten lang, bis die Früchte beginnen, ihren Saft abzugeben. Den Rotwein und die Rinderbrühe dazugeben und die Soße einkochen lassen, bis sie leicht dickflüssig ist. Legen Sie die Entenbrustfilets mit der Hautseite nach unten in eine heiße, beschichtete Pfanne und braten Sie sie auf jeder Seite 3/4 Minuten lang an, um einen mittleren Gargrad oder Ihren Geschmack zu erreichen. Backen Sie die Entenfilets im vorgeheizten Ofen etwa 5–7 Minuten lang oder bis sie Ihren Wünschen entsprechen. Nach dem Garen die Entenbrustfilets heiß servieren, begleitet von der vorbereiteten roten Fruchtsauce.

# KALBSMUSCHELN MIT MARSALA UND PILZEN

**Zubereitungszeit: 20/25 Minuten**

**Kochzeit: 15/20 Minuten**

**Dosierungen für 4 Personen**

**Zutaten:**

**Kalbsmuscheln: 8**

**Champignons: 250 g, in Scheiben geschnitten**

**Marsala: 1 Tasse**

**Rinderbrühe: 1/2 Tasse**

**Mehl: 3 Esslöffel**

**Butter: 4 Esslöffel**

**Extra natives Olivenöl: 2 Esslöffel**

**Frische Petersilie: 2 Esslöffel, gehackt**

**Salz und Pfeffer nach Geschmack**

**Vorbereitung:**

In einer Pfanne das native Olivenöl extra und 2 Esslöffel Butter bei mittlerer bis hoher Hitze erhitzen. Die Jakobsmuscheln leicht mit Mehl bestreichen, dann in die heiße Pfanne geben und auf jeder Seite 2/3 Minuten braten, bis sie goldbraun sind. Die Jakobsmuscheln aus der Pfanne nehmen und beiseite stellen. Geben Sie in dieselbe Pfanne 2 Esslöffel Butter und kochen Sie die Pilze, bis sie weich und goldbraun sind. Marsala und Fleischbrühe hinzufügen. Lassen Sie es kochen, bis die Soße leicht eingedickt ist. Nehmen Sie die Jakobsmuscheln und geben Sie sie zusammen mit der Pilz-Marsala-Sauce wieder in die Pfanne. Lassen Sie sie weitere 5 Minuten bei mittlerer/niedriger Hitze würzen. Die gehackte frische Petersilie dazugeben und gut vermischen. Die Jakobsmuscheln heiß mit der Pilzsauce darüber servieren.

# GERICHTE AUF BASIS VON TOFU ODER SEITAN

## TOFU MIT GEMÜSE IM WOK BRATEN

**Zubereitungszeit: 15/20 Minuten**

**Kochzeit: 10/15 Minuten**

**Dosierungen für 4 Personen**

**Zutaten:**

**Tofu: 400 g, abgetropft und in Würfel geschnitten**

**Gemischtes Gemüse nach Wahl (Paprika, Karotten,**

**Zucchini, Zwiebeln, Brokkoli): 500g,**

**in Julienne oder Würfel schneiden**

**Sojasauce: 3 Esslöffel**

**Sesamöl: 2 Esslöffel**

**Knoblauch: 2 Zehen, fein gehackt**

Frischer Ingwer: 1 Esslöffel, gerieben

Geröstete Sesamkörner: 1 Esslöffel (optional)

Salz und Pfeffer:

Vorbereitung:

Erhitzen Sie das Sesamöl in einer Pfanne oder einem Wok bei mittlerer bis hoher Hitze. Den Knoblauch und den geriebenen Ingwer dazugeben und etwa 1 Minute braten, bis es duftet. Den gewürfelten Tofu dazugeben und anbraten, bis er von allen Seiten goldbraun ist. Dies dauert etwa 5 bis 7 Minuten. Fügen Sie das in Julienne geschnittene oder gewürfelte Gemüse hinzu und braten Sie alles weitere 5/8 Minuten lang an, bis das Gemüse gar, aber noch knusprig ist. Die Sojasauce dazugeben, gut vermischen und darauf achten, dass alle Zutaten gut gewürzt sind. Bei Bedarf vor dem Servieren geröstete Sesamkörner oben auf das Gericht geben.

# PAN-FED SEITAN MIT PAPRIKA UND ZWIEBELN

**Zubereitungszeit: 15/20 Minuten**

**Kochzeit: 10/15 Minuten**

**Dosierungen für 4 Personen**

**Zutaten:**

**Seitan: 400 g, in dünne Scheiben schneiden**

**Paprika in verschiedenen Farben: 2, in Streifen geschnitten**

**Zwiebeln: 2 mittelgroße, in dünne Scheiben geschnitten**

**Knoblauch: 2 Zehen, fein gehackt**

**Extra natives Olivenöl: 3 Esslöffel**

**Sojasauce: 2 Esslöffel**

**Paprika: 1 TL**

**Schwarzer Pfeffer: nach Geschmack**

Frische Petersilie: 2 Esslöffel, gehackt (optional)

Salz nach Geschmack

Vorbereitung:

In einer großen Pfanne das native Olivenöl extra bei mittlerer bis hoher Hitze erhitzen. Fügen Sie den gehackten Knoblauch hinzu und braten Sie ihn etwa 1 Minute lang oder bis er goldbraun ist und duftet. Fügen Sie die Seitanscheiben hinzu und bräunen Sie sie 3/5 Minuten lang, bis sie leicht goldbraun sind. Die gestreiften Zwiebeln und Paprika in die Pfanne geben. Weitere 5 bis 8 Minuten weitergaren oder bis das Gemüse gar, aber noch knusprig ist. Sojasauce, Paprika und schwarzen Pfeffer hinzufügen und gut vermischen. Fügen Sie bei Bedarf Salz hinzu und streuen Sie nach Belieben vor dem Servieren frisch gehackte Petersilie über das Gericht.

# GEBACKENER TOFU MIT TOMATEN-BASILIKUM-SAUCE

**Zubereitungszeit: 20/25 Minuten**

**Kochzeit: 25/30 Minuten**

**Dosierungen für 4 Personen**

**Zutaten:**

**Tofu: 500g, abgetropft und**

**in dicke Scheiben schneiden**

**Gewürfelte Tomaten: 400g**

**(aus der Dose oder frisch)**

**Knoblauch: 3 Zehen, fein gehackt**

**Frischer Basilikum: 1 Bund, gehackt**

**Extra natives Olivenöl: 3 Esslöffel**

**Salz und Pfeffer:**

**Vorbereitung:**

Den Backofen auf 180°C vorheizen. In einer Schüssel die gewürfelten Tomaten mit gehacktem Knoblauch, frischem Basilikum, Salz, Pfeffer und zwei Esslöffeln nativem Olivenöl extra vermischen. Die Tofuscheiben auf ein leicht mit Öl gefettetes Backblech legen. Gießen Sie die vorbereitete Tomatensauce darüber und achten Sie darauf, dass der Tofu gleichmäßig bedeckt ist. Backen Sie den Tofu im vorgeheizten Ofen etwa 25–30 Minuten lang oder bis die Sauce leicht eingedickt und der Tofu goldbraun ist. Nach dem Garen den gebackenen Tofu mit der Tomaten-Basilikum-Sauce darüber servieren.

# SEITAN IN SÜSS-SAUER-SAUCE MIT BASMATI REIS

**Zubereitungszeit: 20/25 Minuten**

**Kochzeit: 15/20 Minuten**

**Dosierungen für 4 Personen**

**Zutaten:**

**Seitan: 400 g, in Würfel oder Scheiben geschnitten**

**Basmatireis: 300g**

**Paprika in verschiedenen Farben: 2, in Streifen geschnitten**

**Zwiebel: 1 große, in dünne Scheiben geschnittene Zwiebel**

**Apfelessig: 3 Esslöffel, Sojasauce: 2 Esslöffel**

**Brauner Zucker: 2 Esslöffel**

**Extra natives Olivenöl: 3 Esslöffel**

**Frischer Ingwer: 1 Esslöffel, gerieben**

Knoblauch: 2 Zehen, fein gehackt

Schwarzer Pfeffer: nach Geschmack Salz: nach Geschmack

Vorbereitung:

Den Basmatireis nach Packungsanleitung kochen und beiseite stellen. In einer Pfanne das native Olivenöl extra bei mittlerer bis hoher Hitze erhitzen. Gehackten Knoblauch, geriebenen Ingwer, gestreifte Paprika und geschnittene Zwiebeln hinzufügen. Etwa 3/5 Minuten braten oder bis das Gemüse weich ist. Den gewürfelten Seitan dazugeben und weitere 5–7 Minuten kochen lassen, bis er leicht goldbraun ist. Mischen Sie in einer separaten Schüssel Apfelessig, braunen Zucker, Sojasauce, eine Prise Salz und schwarzen Pfeffer. Gießen Sie die Süß-Sauer-Sauce-Mischung über Seitan und gebratenes Gemüse. Weitere 35 Minuten kochen lassen, bis die Soße leicht eingedickt ist und der Seitan gut durchgegart ist. Servieren Sie den Seitan in süß-saurer Soße über dem zuvor zubereiteten Basmatireis.

# MAGERE ROTE FLEISCHGERICHTE

## GEGRILLTES RINDERSTEAK MIT GEMÜSEBEILAGE

**Zubereitungszeit: 10/15 Minuten**

**(Marinade inklusive)**

**Kochzeit: 10/15 Minuten**

**Dosierung für 2 Personen**

**Zutaten:**

**Rindersteak: 2 Stück (je 250g)**

**Zucchini: 2, in lange Scheiben geschnitten**

**Paprika in verschiedenen Farben: 2, in Streifen geschnitten**

**Aubergine: 1, in Scheiben geschnitten**

**Tomaten: 2, halbiert**

**Extra natives Olivenöl: 3 Esslöffel**

Knoblauch: 2 Zehen, fein gehackt

Frischer Rosmarin: 2 Zweige

Salz und Pfeffer nach Geschmack

Vorbereitung:

Grill oder Grillpfanne auf mittlere bis hohe Hitze vorheizen. Die Rindersteaks mit nativem Olivenöl extra, gehacktem Knoblauch, frischem Rosmarin, Salz und Pfeffer würzen. Lassen Sie sie etwa 10/15 Minuten lang marinieren. Steaks pro Seite 35 Minuten grillen (je nach gewünschter Dicke und gewünschtem Gargrad). In der Zwischenzeit das Gemüse (Zucchini, Paprika, Auberginen und Tomaten) mit Öl bestreichen. Legen Sie das Gemüse auf den Grill und garen Sie es etwa 3–5 Minuten pro Seite, bis es gut gebräunt und zart ist. Nach dem Garen die gegrillten Rindersteaks mit Gemüse als Beilage servieren.

# RINDEREINTOPE MIT SÜBKARTOFFELN

**Zubereitungszeit: 20/25 Minuten**

**Kochzeit: 1 Stunde**

**Dosierungen für 4 Personen**

**Zutaten:**

**Rindfleisch für Eintopf:**

**800g in Würfel schneiden**

**Süßkartoffeln: 3 mittelgroß, in Würfel geschnitten**

**Zwiebel: 1 groß, fein gehackt**

**Knoblauch: 3 Zehen, fein gehackt**

**Rinderbrühe: 2 Tassen**

**Gewürfelte Tomaten: 1 Dose (400g)**

**Extra natives Olivenöl: 3 Esslöffel**

**Frischer Rosmarin: 2 Zweige**

Salz und Pfeffer nach Geschmack

Vorbereitung:

In einem großen Topf das native Olivenöl extra bei mittlerer bis hoher Hitze erhitzen. Die gehackte Zwiebel und den Knoblauch dazugeben und 2/3 Minuten goldbraun braten. Das gewürfelte Rindfleisch dazugeben und anbraten, bis es von allen Seiten braun ist. Gewürfelte Süßkartoffeln, Tomatenwürfel, Rinderbrühe, frischen Rosmarin, Salz und Pfeffer hinzufügen. Alles zum Kochen bringen, dann die Hitze reduzieren und etwa 1 Stunde, 1 Stunde und 15 Minuten köcheln lassen, bis das Fleisch und die Kartoffeln weich sind. Sobald der Rindfleischeintopf fertig ist, servieren Sie ihn heiß mit Süßkartoffeln.

# SCHWEINEFILET MIT APFELSAUCE UND ZIMT

**Zubereitungszeit: 15/20 Minuten**

**(Marinade inklusive)**

**Kochzeit: 20/25 Minuten**

**Dosierungen für 4 Personen**

**Zutaten:**

**Schweinefilet: 4 Stück (je 200g)**

**Äpfel: 2 große, geschält und in Scheiben geschnitten**

**Zwiebel: 1 mittelgroß, in dünne Scheiben geschnitten**

**Gemahlener Zimt: 1 Teelöffel**

**Butter: 3 Esslöffel**

**Rinderbrühe: 1/2 Tasse**

**Salz und Pfeffer nach Geschmack**

**Vorbereitung:**

**Den Backofen auf 180°C vorheizen. Die Schweinefilets mit Salz, Pfeffer und gemahlenem Zimt würzen. Lassen Sie sie etwa 10/15 Minuten lang marinieren. In einer Pfanne die Butter bei mittlerer bis hoher Hitze schmelzen. Die Schweinefleischscheiben dazugeben und auf jeder Seite 2/3 Minuten anbraten, bis sie goldbraun sind. Nehmen Sie das Schweinefleisch aus der Pfanne und legen Sie es auf ein Backblech. In dieselbe Pfanne die Apfelscheiben und Zwiebelscheiben geben. 3/5 Minuten kochen, bis es weich und leicht goldbraun ist. Die Rinderbrühe in die Pfanne geben und gut verrühren. Gießen Sie diese Mischung über die Schweinefilets in der Auflaufform. Im vorgeheizten Ofen etwa 15–20 Minuten backen oder bis das Schweinefleisch vollständig gegart ist und die Äpfel weich und karamellisiert sind. Nach dem Garen das Schweinefilet mit den Äpfeln und der Zimtsauce darüber servieren.**

# GEBRATENER TRUTHAHN MIT AROMATISCHEN KRÄUTERN

**Zubereitungszeit: 20/25 Minuten**

**(Marinade inklusive)**

**Kochzeit: 1 Stunde**

**Dosen für 46 Personen**

**Zutaten:**

**Putenbrust: 1,5 kg**

**Frischer Rosmarin: 2 Zweige**

**Frischer Salbei: 4 Blätter**

**Frischer Thymian: 2 Zweige**

**Knoblauch: 4 Zehen, zerdrückt**

**Zitronensaft: 3 Esslöffel**

**Extra natives Olivenöl: 4 Esslöffel**

**Salz und Pfeffer nach Geschmack**

**Vorbereitung:**

**Den Backofen auf 180°C vorheizen. In einer Schüssel das native Olivenöl extra mit dem Zitronensaft, den aromatischen Kräutern (Rosmarin, Salbei, Thymian), den zerdrückten Knoblauchzehen, Salz und Pfeffer vermischen. Massieren Sie diese Marinade auf die Putenbrust und lassen Sie sie mindestens 15/20 Minuten marinieren. Den Truthahn auf ein Backblech legen und im vorgeheizten Backofen backen. Etwa 1 Stunde, 1 Stunde und 15 Minuten kochen lassen oder bis der Truthahn eine Innentemperatur von 165 °F erreicht hat. Lassen Sie den Truthahn nach dem Garen einige Minuten ruhen, bevor Sie ihn in Scheiben schneiden und servieren.**

# GERICHTE AUF EIBASIS

## OMELETT MIT GEMISCHTEN PILZEN UND PETERSILIE

**Zubereitungszeit: 10/15 Minuten**

**Kochzeit: 15/20 Minuten**

**Dosierungen für 4 Personen**

**Zutaten: Eier: 8 große**

**Gemischte Pilze (Steinpilze, Champignons,**

**Pleurotus): 400g, gereinigt und in Scheiben geschnitten**

**Zwiebel: 1 mittelgroß, fein gehackt**

**Frische Petersilie: 2 Esslöffel, gehackt**

**Geriebener Käse (Parmesan**

**oder Pecorino): 4 Esslöffel**

**Extra natives Olivenöl: 2 Esslöffel**

**Salz und Pfeffer nach Geschmack**

In einer beschichteten Pfanne das native Olivenöl extra bei mittlerer Hitze erhitzen. Gehackte Zwiebeln und Pilze hinzufügen. 5–7 Minuten kochen, bis die Pilze goldbraun sind und das Wasser verdampft ist. Überschüssige Flüssigkeit abgießen. In einer Schüssel die Eier mit geriebenem Käse, gehackter frischer Petersilie, Salz und Pfeffer verquirlen. Die Pilze und Zwiebeln mit den geschlagenen Eiern in die Schüssel geben. Alles gut vermischen. Eine weitere beschichtete Pfanne erhitzen, leicht mit Öl oder Butter einfetten. Die Eier-Pilz-Mischung dazugeben. Kochen Sie das Omelett bei mittlerer bis niedriger Hitze etwa 10–15 Minuten lang oder bis es gut fest ist. Sie können die Pfanne mit einem Deckel abdecken, um das Garen gleichmäßiger zu gestalten. Sobald das Omelett auf beiden Seiten gegart ist, geben Sie es auf einen Servierteller und schneiden Sie es zum Servieren in Spalten.

# GEKOCHTE EIER MIT SPINAT UND KÄSE

**Zubereitungszeit: 15/20 Minuten**

**Kochzeit: 15/20 Minuten**

**Dosierungen für 4 Personen**

**Zutaten:**

**Eier: 8 mittelgroß**

**Frischer Spinat: 400 g, gewaschen und in Streifen geschnitten**

**Käse nach Geschmack (z. B. Käse Gruyère, Cheddar, Mozzarella):**

**100g, gewürfelt oder gerieben**

**Kochsahne: 6 Esslöffel**

**Butter: 1 EL**

**Muskatnuss: nach Geschmack**

**Salz und Pfeffer nach Geschmack**

## Vorbereitung

Den Backofen auf 180°C vorheizen. Aufläufe oder kleine ofenfeste Schüsseln leicht mit Butter bestreichen. Den frischen Spinat gleichmäßig in den Aufläufen verteilen. Den geriebenen oder gewürfelten Käse über den Spinat geben. Geben Sie zu jeder Kokotte 1 Esslöffel Sahne auf den Käse. Schlagen Sie für jede Kokotte ein Ei auf, ohne das Eigelb zu zerbrechen. Zu jedem Ei eine Prise Salz, Pfeffer und Muskatnuss hinzufügen. Legen Sie die Kokotten auf ein Backblech und gießen Sie etwas heißes Wasser in die Pfanne um die Kokotten herum. Backen Sie die Kokotten im vorgeheizten Ofen etwa 15–20 Minuten lang oder bis das Eiweiß fest ist und das Eigelb die gewünschte Konsistenz hat. Sobald Sie fertig sind, servieren Sie die Eier in heißen Cocottes und dazu geröstetes oder knuspriges Brot zum Dippen.

# OMELETT MIT KIRSCHTOMATEN UND FRISCHEM BASILIKUM

**Vorbereitungszeiten: 10/15 Minuten**

**Kochzeit: 5/7 Minuten**

**Dosierungen für 4 Personen**

**Zutaten:**

**Eier: 6 große**

**Kirschtomaten: 8, halbiert**

**Frisches Basilikum: 8 Blätter,**

**in dünne Streifen schneiden**

**Käse nach Geschmack (z. B. Mozzarella,**

**Frischkäse): 50g, geschnitten**

**gewürfelt oder gerieben**

**Extra natives Olivenöl: 1 Esslöffel**

**Salz und Pfeffer nach Geschmack**

**Vorbereitung:**

In einer Schüssel die Eier mit einer Prise
Salz und Pfeffer verquirlen. Erhitzen Sie das
native Olivenöl extra in einer beschichteten
Pfanne bei mittlerer Hitze. Die geschlagenen
Eier in die heiße Pfanne geben. Wenn der
Rand des Omeletts anfängt fest zu werden,
geben Sie die halbierten Kirschtomaten, das
frische Basilikum und den Käse auf eine
Hälfte des Omeletts. Falten Sie die andere
Hälfte des Omeletts mit einem Spatel über
die Füllung und kochen Sie sie eine weitere
halbe Minute lang, bis der Käse geschmolzen
ist und das Omelett goldbraun ist. Das
Omelett mit dem Spatel auf einen Teller
geben und heiß servieren.

# RÜHEI MIT SPARGEL UND HELLEM SPECK

**Zubereitungszeit: 10/15 Minuten**

**Kochzeit: 10/12 Minuten**

**Dosierungen für 4 Personen**

**Zutaten:**

**Eier: 8 mittelgroß**

**Spargel: 20 Stangen, in kleine Stücke geschnitten**

**Heller oder geräucherter Speck:**

**100 g, in Würfel schneiden**

**Käse nach Geschmack (z. B. Pecorino,**

**Parmesan): 50g, gerieben**

**Butter: 1 EL**

**Milch: 2 Esslöffel**

**Salz und Pfeffer:**

**Vorbereitung:**

In einer Pfanne den Speck bei mittlerer Hitze goldbraun braten. Den geschnittenen Spargel hinzufügen und 5–7 Minuten kochen, bis er weich ist. Beiseite legen. In einer Schüssel die Eier mit der Milch, einer Prise Salz und Pfeffer verquirlen. Die Butter in einer beschichteten Pfanne bei mittlerer Hitze erhitzen. Die geschlagenen Eier in die heiße Pfanne geben. Sobald die Eier fest werden, den Speck und den Spargel über die Eier geben. Rühren Sie die Eier vorsichtig weiter, bis sie eine cremige Konsistenz haben. Den geriebenen Käse über das Rührei geben und schnell verrühren. Servieren Sie heißes Rührei mit geröstetem oder knusprigem Brot.

## QUINOA-BOHNEN-BURGER MIT GEMÜSEBEILAGE

**Zubereitungszeit: 20 Minuten**

**Kochzeit: 25 Minuten**

**Dosierungen für 4 Personen**

**Zutaten:**

**Quinoa: 1 Tasse, bereits gekocht**

**Schwarze Bohnen: 400 g, abgetropft und abgespült**

**Zwiebel: 1 mittelgroß, fein gehackt**

**Semmelbrösel: ½ Tasse**

**Ei: 1 groß**

**Paprika: 1 TL**

**Kreuzkümmelpulver: 1 Teelöffel**

**Salz und Pfeffer nach Geschmack**

Hamburgerbrot: 4 Stück

Salat, Tomate,

geschnittene Gurken zum Garnieren

Vorbereitung:

In einer großen Schüssel die gekochten schwarzen Bohnen zerdrücken und Quinoa, gehackte Zwiebeln, Semmelbrösel, Ei, Paprika, Kreuzkümmelpulver, Salz und Pfeffer hinzufügen. Gut vermischen, bis eine homogene Mischung entsteht. Aus der erhaltenen Masse vier Burger formen. Eine beschichtete Pfanne bei mittlerer Hitze erhitzen. Die Quinoa-Bohnen-Burger auf jeder Seite 5 Minuten braten, bis sie goldbraun sind. Rösten Sie die Hamburgerbrötchen leicht an. Die Quinoa-Bohnen-Burger auf gerösteten Brötchen anrichten und mit Salatblättern, Tomatenscheiben und Gurke garnieren. Heiß servieren.

# GEBACKENER GEMÜSEAUFLAUF MIT SÜBKARTOFFELN

**Zubereitungszeit: 20/25 Minuten**

**Kochzeit: 35/40 Minuten**

**Dosen für 46 Personen**

**Zutaten:**

**Süßkartoffeln: 3 mittelgroß, geschält**

**und in dünne Scheiben schneiden**

**Zucchini: 2 mittelgroß, in dünne Scheiben geschnitten**

**Aubergine: 1 große, in dünne Scheiben geschnittene Aubergine**

**Tomaten: 34 große, in Scheiben geschnitten**

**Mozzarella oder Käse nach Wahl: 200g, in Würfel geschnitten**

**Frisches Basilikum: ein paar Blätter**

**Extra natives Olivenöl: 3 Esslöffel**

Salz und Pfeffer nach Geschmack

Vorbereitung:

Den Backofen auf 180°C vorheizen. Auf einem Backblech eine Schicht Süßkartoffelscheiben anrichten, gefolgt von einer Schicht Zucchini-, Auberginen- und Tomatenscheiben. Salz, Pfeffer und Basilikumblätter zwischen die Gemüseschichten geben. Wiederholen Sie den gleichen Vorgang, bis das gesamte Gemüse aufgebraucht ist. Backen Sie den Gemüseauflauf etwa 35/40 Minuten lang oder bis das Gemüse weich und an der Oberfläche leicht golden ist. Einige Minuten nach dem Garen die Mozzarella- oder anderen Käsewürfel in den Auflauf geben und überbacken, bis der Käse geschmolzen und leicht goldbraun ist. Nach dem Garen den gebackenen Gemüseauflauf als Beilage servieren.

# LINSEN-SÜSSKARTOFFEL-CURRY

**Zubereitungszeit: 15/20 Minuten**

**Kochzeit: 30/35 Minuten**

**Dosierungen für 4 Personen**

**Zutaten:**

**Rote Linsen: 1 Tasse, abgespült**

**Süßkartoffeln: 2 mittelgroß,**

**geschält und in Würfel geschnitten**

**Zwiebel: 1 groß, fein gehackt**

**Knoblauch: 2 Zehen, gehackt**

**Frischer Ingwer: 1 Teelöffel, gerieben**

**Currypulver: 2/3 Teelöffel**

**Kokosmilch: 1 Dose (400 ml)**

**Gemüsebrühe: 2 Tassen**

**Extra natives Olivenöl: 2 Esslöffel**

Salz und Pfeffer nach Geschmack

Frischer Koriander oder Petersilie

zum Garnieren (optional)

Vorbereitung:

In einem großen Topf das native Olivenöl extra bei mittlerer Hitze erhitzen. Zwiebel, Knoblauch und Ingwer dazugeben und 2/3 Minuten goldbraun braten. Das Currypulver dazugeben und eine Minute rühren. Die gewürfelten Süßkartoffeln, abgespülten roten Linsen, Kokosmilch und Gemüsebrühe hinzufügen. Alles zum Kochen bringen. Reduzieren Sie die Hitze und lassen Sie es bei mittlerer bis niedriger Hitze 25/30 Minuten kochen, bis die Kartoffeln und Linsen weich sind und das Curry die gewünschte Konsistenz erreicht hat. Fügen Sie nach Ihrem Geschmack Salz und Pfeffer hinzu. Das Linsen-Süßkartoffel-Curry heiß servieren, nach Wunsch mit frischem Koriander oder Petersilie garniert. Sie können es mit Basmatireis oder Naan-Brot servieren.

# VEGANE BOHNEN- UND QUINOA-FLEISCHBÄLLCHEN

**Zubereitungszeit: 20/25 Minuten**

**Kochzeit: 20/25 Minuten**

**Dosierungen für 4 Personen**

**Zutaten:**

**Schwarze Bohnen: 400 g, abgetropft und abgespült, Gekochte Quinoa: 1 Tasse**

**Zwiebel: 1 mittelgroß, fein gehackt**

**Knoblauch: 2 Zehen, gehackt Semmelbrösel: ½ Tasse, Frische Petersilie: 2 Esslöffel, gehackt, Paprika: 1 Teelöffel Salz und Pfeffer: nach Geschmack**

**Kreuzkümmelpulver: 1 Teelöffel**

**Extra natives Olivenöl: 2 Esslöffel**

**Vorbereitung:**

**Den Backofen auf 180°C vorheizen und ein Backblech mit Backpapier auslegen. In einer Schüssel, Die gekochten schwarzen Bohnen**

grob zerdrücken. Gekochte Quinoa, gehackte Zwiebeln, Knoblauch, Semmelbrösel, frische Petersilie, Paprika, Kreuzkümmelpulver, Salz und Pfeffer zum Bohnenpüree geben. Gut vermischen, bis eine homogene Mischung entsteht. Aus der Masse Frikadellen formen und diese auf das mit Backpapier ausgelegte Backblech legen. Im vorgeheizten Ofen 20/25 Minuten backen oder bis die Fleischbällchen goldbraun sind. Sobald Sie fertig sind, servieren Sie die veganen Bohnen-Quinoa-Fleischbällchen heiß und servieren Sie sie mit einer Sauce Ihrer Wahl oder einer veganen Begleitsauce. Zubereitung der Tomatensauce: In einer Pfanne das Olivenöl bei mittlerer Hitze erhitzen. Zwiebel und Knoblauch dazugeben und leicht anbraten. Die geschälten Tomaten und das Basilikum hinzufügen. Bei mittlerer bis niedriger Hitze etwa 10–15 Minuten kochen lassen, bis die Sauce eingedickt ist. Mit Salz und Pfeffer abschmecken. Vor dem Servieren die Tomatensauce über die Linsenfrikadellen gießen.

# GEBACKENER TRUTHAHN MIT AROMATISCHEN KRÄUTERN

**Zubereitungszeit: 15 Minuten**

**Kochzeit: 1 Stunde und 30 Minuten**

**Dosen für 46 Personen**

**Zutaten:**

**Putenbrust: 1, ganz**

**Frischer Rosmarin: ein paar Zweige**

**Frischer Salbei: ein paar Blätter**

**Frischer Thymian: ein paar Blätter**

**Knoblauch: 45 Zehen, gehackt**

**Butter: 50 g, bei Zimmertemperatur**

**Olivenöl: 23 Esslöffel**

**Salz und Pfeffer nach Geschmack**

**Vorbereitung:**

Den Backofen auf 180°C vorheizen. Mischen Sie in einer Schüssel zimmerwarme Butter mit gehacktem Knoblauch und frischen Kräutern. Die Putenbrust mit Salz und Pfeffer würzen. Heben Sie die Haut des Truthahns vorsichtig an, verteilen Sie die Butter-Kräuter-Mischung unter der Haut und massieren Sie sie gut ein. Die Oberfläche des Truthahns mit etwas Olivenöl bestreichen. Legen Sie die Putenbrust auf ein Backblech und kochen Sie sie etwa 1 Stunde und 30 Minuten lang oder bis die Innentemperatur 75/80 °C erreicht und die Oberfläche goldbraun ist. Lassen Sie es einige Minuten ruhen, bevor Sie den Truthahn in Scheiben schneiden und servieren.

# NEBENREZEPTE

**FRÜHLINGS-QUINOA-SALAT**

**Zubereitungszeit: 30 Minuten**

**Kochzeit: 20 Minuten**

**Dosierung: 4 Personen**

**Zutaten:**

**Für die Quinoa:**

**150 g Quinoa**

**300 ml Wasser**

**1/2 Teelöffel Salz**

**1 Esslöffel natives Olivenöl extra**

**Für das Gemüse:**

**200 g Spargel, 150 g Erbsen**

**100 g Karotten, 1 Zucchini**

**Für die Zitronen-Joghurt-Sauce:**

**150 g griechischer Joghurt**

1 Esslöffel Zitronensaft

1/2 Teelöffel Dijon-Senf

1/4 Teelöffel Salz, Pfeffer nach Geschmack

1 Esslöffel gehackte frische Kräuter
(Basilikum, Minze, Schnittlauch)

Zum Garnieren: Sesamsamen

Frische Minzblätter

Vorbereitung:

Quinoa kochen: Spülen Sie das Quinoa unter fließendem Wasser ab. In einem Topf Quinoa, Wasser und Salz vermischen. Zum Kochen bringen, mit einem Deckel abdecken und bei schwacher Hitze etwa 15 Minuten kochen lassen, bis das Wasser vollständig aufgesogen ist. Vom Herd nehmen und 5 Minuten ruhen lassen. Bereiten Sie das Gemüse vor: Waschen und putzen Sie das Gemüse. Den Spargel in kleine Stücke schneiden, die Erbsen, Karotten und

Zucchini in dünne Scheiben schneiden. Gemüse dämpfen: Gemüse etwa 5-10 Minuten dämpfen, bis zart, aber dennoch knusprig. Bereiten Sie die Zitronen-Joghurt-Sauce zu: Mischen Sie in einer Schüssel griechischen Joghurt, Zitronensaft, Dijon-Senf, Salz, Pfeffer und gehackte frische Kräuter. Den Salat zusammenstellen: In einer großen Schüssel den gekochten Quinoa, das gedünstete Gemüse und das Zitronen-Joghurt-Dressing vermischen. Vorsichtig umrühren, um die Zutaten zu vermischen. Garnitur: Mit Sesamkörnern und frischen Minzblättern dekorieren. Servieren: Den Salat bei Zimmertemperatur oder warm servieren.

# GEDÄMPFTES GEMÜSE MIT ZITRONEN-JOGHURT-SAUCE

**Zubereitungszeit: 20 Minuten**

**Kochzeit: 10 Minuten**

**Dosierung: 4 Personen**

**Zutaten:**

**Für das Gemüse:**

**200 g gemischtes Gemüse**

**(Auswahl an Brokkoli, Blumenkohl, Karotten, grüne Bohnen, Zucchini)**

**Für die Zitronen-Joghurt-Sauce:**

**150 g griechischer Joghurt**

**1 Esslöffel Zitronensaft**

**1/2 Teelöffel Dijon-Senf**

**1/4 Teelöffel Salz**

**Nach Bedarf pfeffern**

1 Esslöffel gehackte frische Kräuter
(Basilikum, Minze, Schnittlauch)

Vorbereitung:

Gemüse dämpfen: Gemüse waschen und putzen. Schneiden Sie sie in ähnlich große Stücke. Das Gemüse etwa 5-10 Minuten dünsten, bis es zart, aber noch knackig ist. Bereiten Sie die Zitronen-Joghurt-Sauce zu: Mischen Sie in einer Schüssel griechischen Joghurt, Zitronensaft, Dijon-Senf, Salz, Pfeffer und gehackte frische Kräuter. Stellen Sie das Gericht zusammen: Ordnen Sie das gedünstete Gemüse auf einer Platte an. Das Gemüse mit der Zitronen-Joghurt-Sauce beträufeln. Servieren: Als Beilage das gedünstete Gemüse mit Zitronen-Joghurt-Sauce heiß servieren.

# SPINATSALAT MIT MANDELN UND ERDBEEREN

**Zubereitungszeit: 15 Minuten**

**Dosierung: 4 Personen**

**Zutaten:**

**200 g frischer Spinat**

**150 g Erdbeeren**

**50 g geröstete Mandelblättchen**

**50 g zerbröselter Feta**

**1 kleine rote Zwiebel, fein gehackt**

**1 Esslöffel natives Olivenöl extra**

**Zitronensaft (nach Geschmack)**

**Salz und Pfeffer nach Geschmack**

**Vorbereitung:**

Spinat und Erdbeeren gründlich waschen. Mit einem Küchentuch gut abtrocknen. Die Erdbeeren je nach Größe halbieren oder vierteln. In einer großen Schüssel Spinat, Erdbeeren, Mandelblättchen, zerbröckelten Feta und gehackte Zwiebeln vermengen. Mit nativem Olivenöl extra, Zitronensaft, Salz und Pfeffer abschmecken. Vorsichtig umrühren, um die Zutaten zu vermischen. Den Spinatsalat mit Mandeln und Erdbeeren sofort servieren.

# GEBACKENE SÜSSKARTOFFELN MIT AROMATISCHEN KRÄUTERN

Zubereitungszeit: 15 Minuten

Kochzeit: 45 Minuten

Dosierung: 4 Personen

Zutaten:

4 Süßkartoffeln

2 Esslöffel natives Olivenöl extra

1 Esslöffel aromatische Kräuter

gehackt (Rosmarin, Thymian, Salbei)

Salz und Pfeffer nach Geschmack

**Vorbereitung:**

Den Backofen auf 200°C vorheizen. Die Süßkartoffeln gründlich waschen und trocknen. Schälen Sie die Süßkartoffeln (optional: Sie können sie für einen höheren Ballaststoffgehalt auch in der Schale belassen) und schneiden Sie sie in etwa 2 cm große Würfel. In einer großen Schüssel die Süßkartoffeln, natives Olivenöl extra, gehackte Kräuter, Salz und Pfeffer nach Geschmack vermischen. Gut vermischen, um die Gewürze gleichmäßig zu verteilen. Legen Sie die Süßkartoffeln auf ein mit Backpapier ausgelegtes Backblech. Im Ofen etwa 45 Minuten backen, dabei die Kartoffeln nach der Hälfte der Garzeit wenden, bis sie außen goldbraun und knusprig und innen weich sind. Als Beilage die gebackenen Süßkartoffeln mit scharfen Kräutern servieren.

# GERÖSTETER BLUMENKOHL MIT KURKUMA UND PAPRIKA

**Zubereitungszeit: 20 Minuten**

**Kochzeit: 40 Minuten**

**Dosierung: 4 Personen**

**Zutaten:**

**1 mittelgroßer Blumenkohl**

**2 Esslöffel natives Olivenöl extra**

**1 Teelöffel Kurkumapulver**

**1/2 Teelöffel süßer Paprika**

**1/2 Teelöffel Salz**

**Nach Bedarf pfeffern**

## Vorbereitung

Den Backofen auf 200°C vorheizen. Den
Blumenkohl in mittelgroße Röschen
schneiden. In einer großen Schüssel die
Blumenkohlröschen, natives Olivenöl extra,
Kurkumapulver, süßes Paprikapulver, Salz
und Pfeffer vermischen. Gut vermischen, um
die Gewürze gleichmäßig zu verteilen. Die
Blumenkohlröschen auf einem mit
Backpapier ausgelegten Backblech
anrichten. Im Ofen etwa 40 Minuten backen,
dabei die Röschen nach der Hälfte der
Garzeit wenden, bis sie außen goldbraun und
knusprig und innen weich sind. Als Beilage
den gerösteten Blumenkohl mit Kurkuma
und Paprika scharf servieren.

## GEGRILLTE ZUCCHINI MIT BASILIKUM PESTO

Zubereitungszeit: 15 Minuten

Kochzeit: 10 Minuten

Dosierung: 4 Personen

Zutaten:

2 mittelgroße Zucchini

2 Esslöffel natives Olivenöl extra

Salz und Pfeffer nach Geschmack

Für das Basilikumpesto:

50 g frische Basilikumblätter

20 g Pinienkerne

2 Knoblauchzehen

50 g geriebener Parmesan

100 ml natives Olivenöl extra

Salz nach Geschmack

## Vorbereitung

Die Zucchini sorgfältig waschen und trocknen. Die Zucchini in etwa 1 cm dicke Längsscheiben schneiden. In einer Schüssel Zucchini, natives Olivenöl extra, Salz und Pfeffer nach Geschmack vermengen. Gut vermischen, um die Gewürze gleichmäßig zu verteilen. Einen Grill oder eine beschichtete Pfanne erhitzen. Die Zucchini auf jeder Seite etwa 5 Minuten grillen, bis sie goldbraun und gegrillt sind. In der Zwischenzeit das Basilikumpesto zubereiten: In einem Mixer Basilikumblätter, Pinienkerne, Knoblauchzehen, geriebenen Parmigiano Reggiano, natives Olivenöl extra und Salz vermischen. Mixen, bis ein cremiges Pesto entsteht. Die gegrillten Zucchini auf einem Servierteller anrichten. Die Zucchini mit dem Basilikumpesto beträufeln. Die gegrillten Zucchini mit Basilikumpesto heiß servieren.

# SAUTIERTE GRÜNE BOHNEN MIT KNOBLAUCH UND MANDELN

Zubereitungszeit: 15 Minuten

Kochzeit: 10 Minuten

Dosierung: 4 Personen

Zutaten:

250 g grüne Bohnen

2 Esslöffel natives Olivenöl extra

2 Knoblauchzehen, fein gehackt

50 g Mandelblättchen

Salz und Pfeffer nach Geschmack

**Vorbereitung:**

Die grünen Bohnen waschen und putzen. Kochen Sie die grünen Bohnen in kochendem Salzwasser etwa 5 Minuten lang, bis sie weich, aber noch knusprig sind. Die grünen Bohnen abgießen und abkühlen lassen. Das native Olivenöl extra in einer Pfanne erhitzen. Den gehackten Knoblauch eine Minute lang anbraten, bis er goldbraun ist. Die gekochten grünen Bohnen und die gehobelten Mandeln dazugeben. Unter häufigem Rühren einige Minuten braten, bis die grünen Bohnen gut gewürzt und die Mandeln geröstet sind. Als Beilage die mit Knoblauch und Mandeln sautierten grünen Bohnen heiß servieren.

# GEDÄMPFTE ARTISCHOCKEN MIT SENFSOSSE UND HONIG

**Zubereitungszeit: 20 Minuten**

**Kochzeit: 20 Minuten**

**Dosierung: 4 Personen**

**Zutaten:**

**4 Artischocken**

**1 Zitrone**

**2 Esslöffel natives Olivenöl extra**

**Salz und Pfeffer nach Geschmack**

**Für die Senf-Honig-Sauce:**

**2 Esslöffel Dijon-Senf**

**2 Esslöffel Honig**

**1 Esslöffel Zitronensaft**

**2 Esslöffel natives Olivenöl extra**

**Salz und Pfeffer nach Geschmack**

**Vorbereitung:**

Artischocken putzen: Die harten Außenblätter entfernen, den Stiel und die Dornenspitzen abschneiden. Die Artischocken mit einem scharfen Messer schälen, dabei darauf achten, dass sie nicht schwarz werden. Tauchen Sie die gereinigten Artischocken in mit Zitronensaft angesäuertes Wasser, damit sie nicht schwarz werden. Die Artischocken etwa 20 Minuten lang dämpfen, bis sie weich sind. In der Zwischenzeit die Senf-Honig-Sauce zubereiten: In einer Schüssel Dijon-Senf, Honig, Zitronensaft, Olivenöl extra vergine, Salz und Pfeffer nach Geschmack vermischen. Die gedünsteten Artischocken abtropfen lassen. Die Artischocken auf einem Servierteller anrichten. Die Artischocken mit der Senf-Honig-Sauce beträufeln. Als Beilage die gedämpften Artischocken mit Senfsauce und kochend heißem Honig servieren.

# GEBACKENE TOMATEN MIT BASILIKUM UND FETAKÄSE

Zubereitungszeit: 15 Minuten

Kochzeit: 20 Minuten

Dosierung: 4 Personen

Zutaten:

500 g Kirschtomaten

2 Esslöffel natives Olivenöl extra

Salz und Pfeffer nach Geschmack

100 g zerbröselter Feta

Gehacktes frisches Basilikum (nach Geschmack)

Vorbereitung:

Den Backofen auf 200°C vorheizen. Kirschtomaten waschen und trocknen. Die Kirschtomaten auf einem mit Backpapier ausgelegten Backblech anrichten. Die Kirschtomaten mit nativem Olivenöl extra, Salz und Pfeffer abschmecken. Im Ofen etwa 20 Minuten backen, bis die Kirschtomaten leicht zusammengefallen und goldbraun sind. Die Kirschtomaten aus dem Ofen nehmen und mit der Kochsoße beträufeln. Den zerbröckelten Feta und das gehackte frische Basilikum hinzufügen. Vorsichtig mischen und die gebackenen Kirschtomaten mit Basilikum und Feta heiß oder bei Zimmertemperatur servieren.

# SAUTIERTE PILZE MIT PETERSILIE UND ZITRONE

**Zubereitungszeit: 10 Minuten**

**Kochzeit: 15 Minuten**

**Dosierung: 4 Personen**

**Zutaten:**

**400 g gemischte Pilze (nach Wahl)**

**Pilze, Steinpilze, Pleurotus)**

**2 Esslöffel natives Olivenöl extra**

**1 Knoblauchzehe, fein gehackt**

**Salz und Pfeffer nach Geschmack**

**Gehackte frische Petersilie (nach Geschmack)**

**Zitronensaft (nach Geschmack)**

**Vorbereitung:**

**Pilze putzen: Je nach Sorte in Scheiben oder Würfel schneiden. Das native Olivenöl extra in einer Pfanne erhitzen. Den gehackten Knoblauch eine Minute lang anbraten, bis er goldbraun ist. Fügen Sie die Pilze hinzu und kochen Sie sie unter häufigem Rühren etwa 15 Minuten lang, bis sie gut gebräunt und trocken sind. Salz und Pfeffer nach Geschmack. Nach Geschmack gehackte frische Petersilie und Zitronensaft hinzufügen. Vorsichtig mischen und die sautierten Pilze mit Petersilie und kochend heißer Zitrone als Beilage servieren.**

# SCHLUSSFOLGERUNG

Lieber Leser, wir sind am Ende dieser Reise zur zirkadianen Ernährung 2025 angelangt. Es war eine aufregende Reise, bei der wir die tiefen Zusammenhänge zwischen unserem Körper, unserer Ernährung und dem natürlichen Rhythmus unserer Welt erforschten. Ich hoffe, Sie fanden diese Seiten voller Inspiration, reich an Wissen und vor allem nützlich auf Ihrem Weg zum Wohlbefinden. Die 110 auf diesen Seiten vorgestellten Rezepte wurden mit Liebe und Sorgfalt ausgewählt, um eine Vielfalt an Geschmacksrichtungen und Nährstoffen zu bieten, die auf den Tagesrhythmus des Körpers abgestimmt sind. Jedes Gericht soll nicht nur Ihren Gaumen erfreuen, sondern auch Ihre Gesundheit und Ihr inneres Gleichgewicht unterstützen. Die circadiane Ernährung ist mehr als ein Trend flüchtig: Es ist eine Einladung, der Natur und der Harmonie unseres Körpers näher zu kommen. Ich würde gerne Ihr Feedback zu dieser Reise hören. Wenn Sie das Buch inspiriert und Ihnen in irgendeiner Weise geholfen hat, wäre ich unendlich dankbar, wenn Sie sich einen Moment Zeit nehmen könnten, um eine Rezension zu hinterlassen. Wir freuen uns, Sie auf diesem Weg zu einer individuellen und gesunden Ernährung begleitet zu haben. Wir hoffen, dass die Rezepte und Informationen in diesem Buch Sie dazu inspiriert haben, bewusstere Lebensmittelentscheidungen zu treffen und Ihre Wellnessziele zu erreichen. Ihre Worte könnten ein Leitfaden für andere Wellness-Suchende sein, die diesen Weg einschlagen. Ich danke Ihnen zutiefst, dass Sie sich für „Circadian Diet 2025" als Ihren Reisebegleiter auf dem Weg zu einem gesünderen und bewussteren Leben entschieden haben. Mit Dankbarkeit, Mit freundlichen Grüßen,

[KLARLOCK]

9 798326 796356